U0348483

ABC of
Urology Third Edition

ABC泌尿系统疾病

第3版

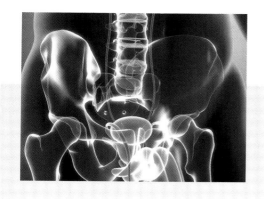

［英］克里斯·道森（Chris Dawson）

［英］珍妮·内特克利夫（Janine Nethercliffe） 编著

王建业 译审

古迪 张亚群 主译

科学技术文献出版社
SCIENTIFIC AND TECHNICAL DOCUMENTATION PRESS
·北京·

WILEY

图书在版编目（CIP）数据

ABC泌尿系统疾病：第3版 /（英）克里斯·道森（Chris Dawson），（英）珍妮·内特克利夫（Janine Nethercliffe）编著；古迪，张亚群主译. — 北京：科学技术文献出版社，2020.12

书名原文：ABC of Urology，Third Edition

ISBN 978-7-5189-7230-2

Ⅰ.①A… Ⅱ.①克…②珍…③古…④张… Ⅲ.①泌尿系统疾病—诊疗 Ⅳ.①R69

中国版本图书馆CIP数据核字(2020)第202489号

著作权合同登记号　图字：01-2020-5885

Chris Dawson，Janine Nethercliffe

ABC of Urology，Third Edition

Copyright © 2012 by John Wiley & Sons Ltd.

ISBN 978-0-470-65717-1

ABC泌尿系统疾病（第3版）

责任编辑：彭　玉　王梦莹	责任出版：张志平	筹划出版：银杏树下
出版统筹：吴兴元	营销推广：ONEBOOK	装帧制造：墨白空间

出　版　者　科学技术文献出版社
地　　　址　北京市复兴路15号　邮编 100038
编　务　部　(010) 58882938，58882087（传真）
发　行　部　(010) 58882868，58882870（传真）
邮　购　部　(010) 58882873
销　售　部　(010) 64010019
官 方 网 址　www.stdp.com.cn
发　行　者　科学技术文献出版社发行　全国各地新华书店经销
印　刷　者　北京盛通印刷股份有限公司
版　　　次　2020 年 12 月第 1 版　2020 年 12 月第 1 次印刷
开　　　本　710×1000　1/16
字　　　数　134千
印　　　张　11.5
书　　　号　ISBN 978-7-5189-7230-2
定　　　价　65.00元

译者名单

译　审　王建业　北京医院

主　译　古　迪　张亚群

译　者　（按姓氏笔画排序）

马　凯　北京大学人民医院

王　龙　中南大学湘雅三医院

王建伟　北京积水潭医院

瓦斯里江·瓦哈甫　中国医学科学院肿瘤医院

古　迪　广州医科大学附属第一医院

付伟金　广西医科大学第一附属医院

任善成　第二军医大学第一附属医院（上海长海医院）

刘　皓　中山大学孙逸仙纪念医院

闫　伟　首都医科大学附属北京同仁医院

闫永吉　北京中医药大学东直门医院

杜跃军　南方医科大学南方医院

李　飞　南方医科大学南方医院

肖　荆　首都医科大学附属北京友谊医院

张亚群　北京医院

张树栋　北京大学第三医院

张晓鹏　北京大学人民医院

周晓峰　中日友好医院

赵晓风　首都医科大学附属北京中医医院

胡　成　中山大学附属第三医院

徐　磊　复旦大学附属中山医院

崔　亮　民航总医院

推荐序

古人云：他山之石，可以攻玉。

很早就知道英国有这样一套优秀的医学外文书籍，其中《ABC of Urology》是泌尿外科的部分。虽然 ABC 系列丛书每本篇幅都很短小，但内容绝对精悍；编撰者更是不乏大师巨匠。本书并没有面面俱到涉及每一个亚专业，也没有洋洋洒洒深究到每一个细节。但对泌尿专业的概述及常见疾病都进行了收录，针对发病机制、诊断、治疗和预后等做了深入浅出的介绍，提纲挈领的总结，也包含了对前沿研究的简述和展望。

本书不是字典式的百科全书，不是备查的案头工具书。由于篇幅较小内容精炼，非常适合作为医学生甚至对本专业感兴趣人士的科普读物，也适合作为刚刚进入泌尿外科专业学习的初年医生快速了解掌握本专业知识的口袋书，还适合临床主治医生将其作为临床诊疗的指导手册。因此，本书既能起到很好的科普宣教作用，还有很强的实用指导价值。

受古迪、张亚群医生及来自大江南北的众多年轻医生所托，欣然阅读书稿并为此书作序。非常高兴他们能够在繁忙的临床工作之外还能够利用业余时间致力于泌尿外科的推广科普，这是难能可贵的；更高兴的是来自二十多家中心的年轻医生们在如此短的时间内携手联合完成这一工作。充分说明他们平时交流顺畅、协作频繁，这也是我们乐见其成的幸事。

医海拾贝，蔚为大观。星星之火，可以燎原。

2020 年 9 月

目　录

第一章　概论 1

第二章　血尿的诊疗指南 13

第三章　膀胱出口梗阻 21

第四章　尿失禁 31

第五章　泌尿外科急症 45

第六章　生育能力低下和男性性功能障碍 ... 55

第七章　成人尿路感染的管理 65

第八章　前列腺癌 75

第九章　膀胱癌 89

第十章　肾癌 101

第十一章　睾丸肿瘤 111

第十二章　尿石症 123

第十三章　腹腔镜在泌尿外科中的应用 133

第十四章　小儿泌尿外科 145

第十五章　泌尿系创伤 157

第十六章　阴茎癌和性别重塑 169

第一章 概 论

概述

1. 通过接触患者以获得完整的病史，进行全面的体格检查，以及仔细分析各项检查结果。
2. 大多数泌尿系统疾病一般临床检查难以确诊，通常需要进一步行专科检查。

泌尿外科患者的评估首先要针对患者的主诉来诊断，并在适当的情况下评估这些症状对生活质量的影响。临床检查和适当的病史调查有助于诊断。

泌尿系统症状

- 疼痛
- 血尿
- 储尿期的下尿路症状
- 排尿期的下尿路症状
- 尿失禁
- 性功能障碍

一、疼痛

通常与泌尿系统的梗阻或炎症有关。泌尿系统肿瘤很少引起疼痛，除非肿瘤引起梗阻或侵入周围神经。

（一）肾区痛

肾脏的疼痛位于肋脊角，并可能通过腹部前方放射到腹股沟区及生殖器。由梗阻或炎症引起的肾包膜扩张所致。当输尿管蠕动增加肾盂压力时，梗阻的典型表现为绞痛，呈持续性。影响 $T_{10} \sim T_{12}$ 的肌肉骨骼疾病也可能引起肾区疼痛，但疼痛是有固定位置的。

（二）膀胱痛

膀胱疼痛是急性尿潴留或炎症引起的膀胱过度扩张所致。尽管膀胱内尿量超过 1 L，但慢性进行性梗阻所致的慢性尿潴留并不疼痛。膀胱的炎症状况导致间歇性耻骨上区疼痛，膀胱充盈时疼痛加重。膀胱炎也会使患者在排尿终末感到明显的耻骨上区刺痛，或者引起男性患者阴茎头疼痛，称为痛性尿淋沥。阴茎头疼痛也见于输尿管结石穿过输尿管膀胱壁内段时。

（三）前列腺痛

前列腺疼痛是炎症引起的前列腺包膜扩张所致。多数集中在下腹部、会阴部或直肠，并且常伴有刺激性排尿症状。

（四）睾丸痛

睾丸疼痛可能是阴囊病变引起的。阴囊内容物的炎症或扭转会引起急性疼痛。慢性疼痛通常是非炎症疾病引起的，如精索静脉曲张或鞘膜积液。然而，肾绞痛也可引起阴囊疼痛。

二、血尿

血尿可能伴有疼痛或无痛，肉眼血尿或镜下血尿（在尿液试纸或显微镜下发现）。肉眼血尿增加了发现潜在病变的可能性。

食用甜菜根也会导致尿液变红，因此应通过显微镜检查确认血尿。

血尿的病因

- 感染
- 肿瘤
- 结石
- 良性前列腺增生
- 泌尿系损伤

三、下尿路症状

通常成人一天排尿不超过 7 次，每晚排尿一次被认为是正常的。尿频可能是膀胱容量减少或产生尿量过多造成的。完成 3 天排尿日记能够客观评估膀胱容量和排尿频率。急迫性尿失禁尤其令人烦恼，常常出现大量尿液漏出的症状，并且老年患者由于活动能力的降低而症状加重。尿频也可能

储尿期症状

- 尿频
- 夜尿
- 尿急伴或不伴尿失禁
- 尿痛

排尿期症状

- 尿等待
- 尿线变细
- 尿流中断
- 排尿费力

是感染引起的。

患者排尿前的尿等待及用力排尿是需要其可靠地描述的，他们通常直到严重受阻时才会意识到尿流率的下降，例如，尿线不是向前而是滴落到脚面。患者尿不尽的感觉与实际测量的膀胱残余尿量符合度差。

四、尿失禁

仔细询问病史通常容易诊断尿失禁，患者对尿失禁的容忍度取决于自己的要求高低，但会受到种族和文化的影响。男性经常在排尿后还会排出少量尿液——尿后滴沥。这可以通过"挤压"尿道来缓解。询问患者使用失禁尿垫的数量，是一种理想的计算漏尿量的方法。

尿失禁的种类

- 压力性尿失禁
- 急迫性尿失禁
- 持续性尿失禁
- 充溢性尿失禁

压力性尿失禁是腹内压超过尿道阻力引起的。男女性都有可能出现少量漏尿的症状，但多见于产后盆底肌肉松弛的女性。急迫性尿失禁发生大量尿漏，需要鉴别并排除压力性尿失禁，往往可能存在潜在的膀胱病变。持续性尿失禁多见于妇科手术、产伤所致的膀胱阴道瘘。充溢性尿失禁可以看到持续充盈的膀胱，夜间多见。

五、性功能障碍

患者经常由于尴尬或者不知道如何诉说症状而对性功能障碍问题难以启齿。有晨勃或自慰能排除器质性阳痿的可能性。逆行射精在前列腺手术后和下尿路症状使用 α 受体阻滞剂时很常见。早泄是主观的，通常是心理性因素所致。

性功能障碍的症状

- 勃起功能障碍
- 性欲低下
- 射精障碍
- 阴茎弯曲

六、体格检查

仅通过病史和影像学检查诊断疾病更直接，但体格检查仍是诊断的关键组成部分。

（一）腹部

大部分泌尿系统组织位于深部难于触及，仅在影像学检查中能发现异常。在较瘦的患者中有可能看到过度充盈的膀胱，但在肥胖患者中即便通过叩诊也难以发现。

（二）外生殖器

阴茎和阴囊位于体表易于检查，应翻开包皮，以便检查阴茎头和尿道口。轻柔地拨开尿道口以明确没有狭窄，阴茎的触诊能发现是否有阴茎海绵体硬结症（佩罗尼氏病），通常位于阴茎背侧。

当怀疑有炎症或扭转时，应轻柔地进行阴囊检查。每个睾丸和附睾都需要检查确认是否有压痛或异常内容物。除非另有证据，否则睾丸内肿物或质硬的部位首先要考虑恶性肿瘤。但附睾中的肿块通常是良性的。

（三）阴道检查

取截石位，检查尿道口是否有萎缩性或炎症性病变，其可能导致尿痛。嘱患者行 Valsalva 动作，检查阴道是否脱垂。压力性尿失禁可以通过咳嗽诱发患者漏尿，但在仰卧时可能没有漏尿症状，这是因为患者往往在检查前排空膀胱以避免尴尬，未发生漏尿并不意味着患者没有尿失禁。行双合诊检查排查子宫颈异常或盆腔肿块。

（四）直肠检查

直肠检查有些不雅及不适，但除非存在肛门病变或前列腺炎，否则轻柔检查本身并不疼痛。患者取左侧抱膝卧位。检查者在手指套上涂上足够的润滑剂，检查括约肌张力和肛周感觉，注意缓解患者的紧张情绪，轻柔、缓慢地将示指放入患者肛门，通过直肠的前壁触诊前列腺。只有少部分患者前列腺触诊时能感觉到两侧叶间的中央沟，因此指检评估前列腺大小是不准确的。正常前列腺无压痛、表面光滑且无坚硬不平区域。示指退出前要触诊直肠壁以排除偶发性直肠肿瘤。

七、辅助检查

（一）尿液试纸

试纸测试快速简单（图 1.1），有泌尿系统症状的患者都应行此检测。尿糖阳性可能是糖尿病合并下尿路症状患者的首发异常。试纸测试不能确诊是否感染，如有怀疑可在开始经验性抗生素治疗前留取中段尿培养。镜下血尿（试纸或显微镜）可能是间歇性的，应立即由专科行进一步检查。

（二）尿培养

清洁中段尿培养是鉴别患者尿路症状是否由感染引发的唯一方法。在尿

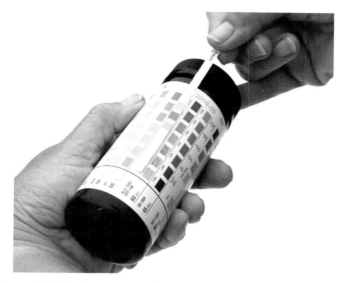

图 1.1　尿液试纸，可以人工读取（如图所示）或使用电子阅读器

常规没有白细胞的情况下，尿培养阳性可能代表样品被污染。无菌脓尿可见于开始应用抗生素后或尿路感染（urinary tract infection，UTI）经过治疗后的早期尿检，也可见于结石和肿瘤，但很少见于结核（tuberculosis，TB）。无菌性脓尿为每毫升尿液中白细胞>10个。

（三）尿细胞学

除高级别尿路肿瘤外，尿细胞学诊断率较低，不能代替诊断性膀胱镜检查。

（四）生化检查

大多数医院现在报告基于血肌酐估算的肾小球滤过率（estimated glomerular filtration rate，eGFR）。血肌酐直到超过一半的肾单位功能丧失才会上升，因此对于早期肾损害的判读是不准确的。在理解其价值和局限性前提下，患有下尿路症状的男性应行前列腺特异性抗原（prostate specific antigen，PSA）检测。

（五）超声检查

超声扫描（ultrasound scanning，USS）是一种安全、无痛且低成本的诊断成像技术，适用于成人和儿童。检查时获得准确的实时图像非常重要，因为静态图像几乎不能提供任何信息。

超声在肾功能损害尤其是禁忌使用造影剂的患者中优势巨大，可以确定肾脏大小及皮质厚度、瘢痕形成和解剖学异常。虽然超声可能难于发现梗阻原因，但集合系统的扩张（肾积水）可以提示远端梗阻。超声能将实性肾脏占位与囊性病变区分开来。肾内小结石可能难以发现，充满肾盂的结石也容易漏诊。肥胖患者肾脏超声检查很困难。

经腹超声很容易观察到充盈的膀胱，能够检测到膀胱肿瘤或结石。超声扫描还可测量膀胱容量和残余尿量。

经直肠超声可以测量前列腺体积，明确导致不育的解剖异常。超声扫描还可以用于指导前列腺活检和微创治疗。

阴囊超声检查睾丸肿瘤非常准确（图 1.2）。即便有炎症或较多鞘膜积液，

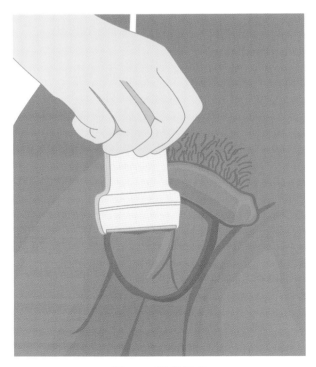

图 1.2　阴囊超声

无法准确行体格检查时，超声也能应用。尽管疑似睾丸扭转诊断时阴囊超声不是金标准，但许多阴囊疼痛的患者通过超声检查得到了再次确认。

（六）膀胱镜检查

膀胱镜是检查膀胱症状的主要方法。纤维软膀胱镜检查通常用于一站式血尿诊所，但全身麻醉下的硬性膀胱镜检查占泌尿科手术工作量的很大一部分。

八、尿动力学检查膀胱功能

尿流率是尿动力学一项基本的检查（图 1.3）。此方法无创，只要求患者将膀胱中的尿液排空至一个可以客观评估尿流的仪器。此检查通常与膀胱残余尿量结合应用。低流速提示有梗阻或低收缩力膀胱。

在患者排尿的时候，通过在膀胱内插入一个小的压力传感器来测量膀胱压，可以进行压力–流率测定。

通常与人工灌注充盈膀胱后的膀胱测压同步进行，这有助于判断有无尿

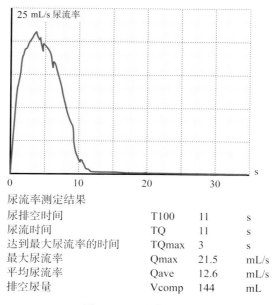

尿流率测定结果

尿排空时间	T100	11	s
尿流时间	TQ	11	s
达到最大尿流率的时间	TQmax	3	s
最大尿流率	Qmax	21.5	mL/s
平均尿流率	Qave	12.6	mL/s
排空尿量	Vcomp	144	mL

图 1.3 尿流率

失禁和刺激性下尿路症状。

在较复杂的病例中，可以在膀胱内注入造影剂来观察膀胱颈和括约肌的运动（影像尿动力学）。

九、放射影像学检查

（一）尿路平片和静脉肾盂造影

90% 肾结石是不透 X 线的，但单独尿路平片（plain radiography，KUB）检查对于肾绞痛的检查价值有限，因为无法准确区别小的输尿管结石与非泌尿系钙化。通常静脉肾盂造影（intravenous urography，IVU）检查中造影剂梗阻的水平就是结石所在，IVU 还可作为血尿的诊断检查。

（二）计算机断层扫描

在很多中心，计算机断层扫描（computerised tomography，CT）已替代 IVU 用于肾绞痛和复杂结石病的诊断。增强 CT 可作为肾占位定性的检查、肾损伤的评估及血尿的二线检查。精细的影像重建有助于复杂手术方案的制定。

（三）磁共振成像

磁共振成像（magnetic resonance imaging，MRI）主要用于对前列腺癌的分期，此外，在鉴别肾肿瘤的良、恶性及确定女性尿道憩室的解剖结构也有价值。

（四）核素显像

有多种不同特性的放射性造影剂可用于了解肾功能和解剖结构。

静态同位素肾显像用二巯基琥珀酸（dimercaptosuccinic acid，DMSA）来鉴别肾瘢痕和分肾功能检查。动态肾显像中用巯基乙酰三甘氨酸（mercapto acetyl triglycine，MAG3）来鉴别肾梗阻和分肾功能检查。

同位素骨扫描用于诊断泌尿系肿瘤的骨转移。

延伸阅读

［1］ Smith's General Urology. Emil A Tanagho and Jack W McAninch. McGraw-Hill Medical, 2008.

［2］ Campbell's Urology, 8th ed. Patrick Walsh, Alan B Retik, E Da rracott Vaughn Jr et al, Saunders, 2002.

［3］ BAUS Guidelines. http://www.baus.org.uk/NR/rdonlyres/469ADC2B-62BA-4714-B432-53FB35E13803/0/haematuria_consensus_guidelines_July_2008.pdf.

（崔 亮 译）

第二章 血尿的诊疗指南

Daniel Swallow

概述

1. 处理血尿占泌尿外科医生工作量的很大一部分。
2. 出现血尿应及时就诊泌尿外科行进一步检查。
3. "一站式"血尿诊所处理血尿的主要检查手段是泌尿系彩超和两周内行膀胱软镜检查。
4. 由于尿路大量出血导致急性尿潴留的患者需尽快入院由泌尿专科治疗。
5. 血尿的主要病因包括膀胱、肾或输尿管肿瘤、泌尿系结石或感染（均有相应的治疗方案）。

一、引言

血尿（haematuria）是指尿液中有红细胞，分为肉眼血尿和镜下血尿。泌尿系统和非泌尿系统的良性和恶性疾病均可导致血尿。肉眼血尿指尿液中有大量的血液并且颜色呈红色或棕色。镜下血尿可分为有症状和无症状两种类型。

血尿是泌尿外科就诊的常见原因，多属于急症。

镜下血尿的检测通常用尿常规（尿液试纸），是一系列基本检查中的首要步骤。镜下血尿可分为"微量"到"3＋"四个等级。通常"1＋或以上"被认为是阳性（微量被认为是阴性）。偶发的假阳性结果多由次氯酸盐溶液、氧化剂或细菌等导致（尿液试纸的作用机制是通过有机过氧化物氧化血红蛋白）。

二、病因

血尿的病因可按解剖学和病原学分类。解剖学上，血尿可能来源于上尿路（肾或输尿管）或下尿路（膀胱、前列腺或尿道）。专门针对这些结构部位的检查包括上尿路的超声检查、X线检查及膀胱镜检查。引起血尿的病原学病因包括肿瘤、结石或尿路感染（框2.1）。由于氯胺酮的滥用，年轻患者中出现血尿的现象越来越常见。无论哪种情况，患者出现血尿后都需行进一步的检查。

框 2.1 引起血尿症状的泌尿系病因

• 癌症——最常见的是移行细胞癌（膀胱、肾、尿道、输尿管）或肾细胞癌
• 结石——肾结石、输尿管结石、膀胱结石
• 尿路感染（膀胱炎、肾盂肾炎等）
• 创伤（器械检查或留置尿管）
• 良性前列腺增生或前列腺癌导致的前列腺出血

三、诊疗

患者出现下列情况需行相关检查：

• 既往出现过肉眼血尿；

• 既往出现过有症状性镜下血尿（无尿路感染或其他一过性疾病），见框 2.2；

• 持续性无症状镜下血尿（无尿路感染或其他一过性疾病），即 2+ 或 3+ 尿常规读数。

框 2.2 一过性血尿的病因

• 尿路感染：尿路感染治疗后需复查尿常规
• 运动性血尿
• 月经期
• 肌红蛋白尿

注：患者服用抗凝药物期间不影响血尿的诊疗，此类患者仍需进行检查。

（一）血尿的筛查

当患者出现肉眼血尿（任何年龄）、有症状性镜下血尿（任何年龄）或持续性无症状镜下血尿，如果年龄满40岁或以上应于"一站式"血尿诊所就诊。

如图 2.1 所示，在初诊时首先进行基本检查，包括 eGFR、血肌酐或尿试纸测试以排除尿路感染及蛋白尿。因前列腺癌也可出现血尿，所以男性患者在经过适当评估后应行 PSA 检测。PSA 检测有一些不足，如框 2.3 所示。

考虑到肾性血尿来源的可能，应监测患者的血压水平。

血尿病史应包括血尿出现的时间、是否伴有疼痛、是否有抗凝病史、是

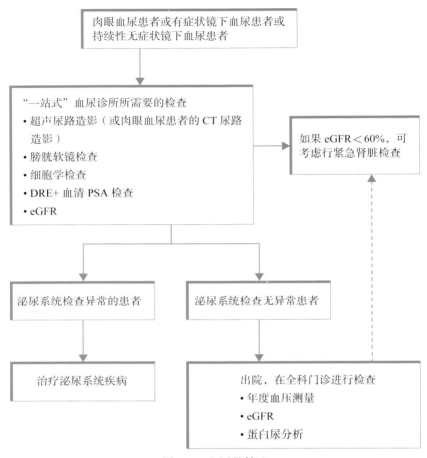

图 2.1　血尿的筛查

否有排尿困难、是否有其他泌尿系统症状。

　　体格检查应包括简单的一般体格检查，评估基本情况和有无体重减轻，接下来是腹部检查，尤其检查是否存在腹部肿块。男性患者必须行直肠指检（digital rectal examination，DRE）评估前列腺情况。

　　所有患者应行超声和 X 线检查尿路平片，之后在局麻下行膀胱镜检查。如果有临床适应证，患者也可行尿液细胞学检查或 PSA 检测（框 2.3）。

　　如果超声提示肾脏病占位性病变，必要行 CT 尿路造影（CT urogram，CTU）检查（图 2.2）。

> **框 2.3　PSA 检测的不足**
>
> - PSA 的升高对于前列腺癌的诊断特异性低：PSA 升高可见于前列腺癌，也可见于尿路感染和良性前列腺增生
> - PSA 升高推荐行前列腺穿刺活检，特别是当直肠指检有异常时
> - 较低 PSA 数值并不能排除前列腺癌
> - 行 PSA 检查之前，应充分告知患者，若 PSA 升高，可能需进一步行前列腺穿刺活检

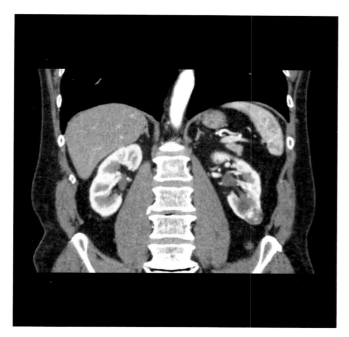

图 2.2　肾肿瘤 CT

（二）膀胱软镜

　　膀胱软镜检查是下尿路检查的金标准。现代膀胱软镜在镜头末端安装有可视纤维光源。可以连接到显示屏，或者外科医生可以直接通过镜头观察（图 2.3）。患者被收入院后，征得患者的知情同意，取仰卧位，消毒阴茎头、阴茎或者尿道口（女性）后，向尿道内注射利多卡因凝胶，然后将软镜置入，观察尿道、前列腺（男性）、膀胱颈和膀胱。手术前应行尿常规检查以排除尿

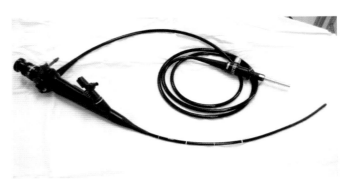

图 2.3　膀胱软镜

路感染。膀胱软镜检查有利于膀胱病变的诊断，如呈特征性分叶状的移行细胞癌（transitional cell carcinoma，TCC）。膀胱软镜还可以用于诊断膀胱炎、膀胱结石、尿道狭窄及前列腺病变引起的梗阻。

（三）超声

对于血尿患者，超声是一种经济、微创、敏感性高的上尿路检查方法。所有的肉眼血尿、有症状性镜下血尿、持续性无症状镜下血尿均应行超声检查。超声波能区分出囊性包块和实性包块及结石产生的声影。肾梗阻在超声下可表现为肾积水。超声检查有时会漏诊尿路结石，所以常常结合腹部的 X 线平片，约 90% 尿路结石是不透 X 射线的。

对于无临床症状、自限性、镜下血尿的低肿瘤风险的年轻患者建议行膀胱镜检查，但应综合患者具体情况来决定，并不是必须的。只有当患者年龄低于 40 岁并且被认为没有吸烟和盆腔放疗史这些膀胱癌的危险因素时，才可以免于膀胱镜检查。如果没做膀胱镜检查，应行尿液细胞学检查。

（四）血尿的进一步诊疗

如果找到引起血尿的泌尿系统相关病因，那么将计划进一步的治疗。如膀胱镜检查时发现膀胱肿物，则有必要尽快收入院行经尿道膀胱肿物电切切除术（transurethral resection of the bladder tumour, TURBT），参考第九章膀胱肿物进一步的治疗。对于超声检查发现的肾脏肿物应尽快行 CT 尿路造影进一步分期（图 2.4），然后经医院多学科肿瘤小组（multidisciplinary tumour group

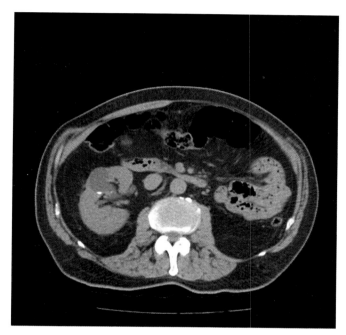

图 2.4　右肾囊肿 CT

meeting，MDT）讨论决定诊疗方案（见第十章）。

　　如果没有发现泌尿系统的相关原因，患者应继续维持初级诊疗，每年定期行血压、eGFR 和尿蛋白的监测。如果 eGFR 异常或发现尿蛋白，应考虑紧急转诊到肾内科就诊。

四、血尿的急诊治疗

　　有时患者出现肉眼血尿可能在急诊就诊，最典型的病例是尿液中有血块的患者。

　　既往有肉眼血尿病史的患者出现尿潴留，伴有疼痛且可触及膀胱，应尽快到泌尿外科行病情评估。到达医院后，应尽快使用至少 20F 三腔导尿管行导尿术。既可以减轻尿潴留，也可行膀胱冲洗，同时有可能达到止血的目的。可冲洗的三腔导尿管比标准双腔导尿管更有利于血块的排出。应将患者收入院行持续膀胱冲洗直至尿色变清。同时行超声检查，如果存在持续性出血，这种情况下因膀胱软镜的视野较差，大多数患者应在全麻下行膀胱硬镜检查。对于顽固性出血，可能还需要膀胱镜下找到出血点行电凝止血和膀胱冲洗。应在取得患者同意后，对在镜检过程中可能发现的膀胱肿瘤行 TURBT 瘤电切术。

延伸阅读

［1］Anderson J, Fawcett D, Feehally J, Goldberg L, Kelly J and MacTier R. BAUS/RA Guidelines July 2008. Joint Consensus Statement on the Initial Investigation of Haematuria. www.bauslibrary.co.uk/PDFS/BAUS/haematuria consensus guidelines July 2008.pdf.

［2］Khadra MH, Pickard RS, CharltonM, et al. A prospective analysis of 1,930 patients with hematuria to evaluate current diagnostic practice. J Urol 2000 Feb; 163(2): 524–7.

［3］Oosterlinck, van der Meijden, Sylvester, Böhle, Rintala, Narvón, Lobel. Guidelines on TaT1 (Non–Muscle Invasive) Bladder Cancer. European Association of Urology Guidelines 2006. http://www.uroweb.org/nc/professional–resources/guidelines/online/.

［4］Stenzl, Cowan, De Santis, Jakse, Kuczyk, Merseburger, Ribal, Sherif, Witjes. Guidelines on Metastatic and Muscle–invasive Bladder Cancer. European Association of Urology Guidelines 2009. http://www.uroweb.org/nc/professional–resources/guidelines/online/.

（闫永吉　译）

第三章 膀胱出口梗阻

James Allan

概述

1. 区分储尿症状和排尿症状是评估病情的重要组成部分。
2. 对下尿路症状的评估，包括症状评分和尿流率检查，有助于确定最佳治疗方案。
3. 良性前列腺增生的治疗以药物保守治疗为主。
4. 良性前列腺增生外科治疗主要有经尿道前列腺电切术和激光切除／消融。
5. 下尿路感染的其他病因包括尿道狭窄和逼尿肌功能障碍。

膀胱出口梗阻（bladder outflow obstruction，BOO）是良性前列腺增大（benign prostatic enlargement，BPE）常见的病因。30% 的 50～60 岁男性和 50% 的 80～90 岁的男性都有中到重度下尿路症状（lower urinary tract symptoms，LUTS）。10% 的 60 岁男性和 25% 的 80 岁男性都有良性前列腺增生（benign prostatic hyperplasia，BPH）（图 3.1）。

膀胱出口梗阻众多命名可能会让人混淆，各种术语的定义及它们之间的关系如图 3.2 所示。

一、症状

下尿路症状分为储尿期症状和排尿期症状。用"储尿期症状"这个术语而非"刺激症状"意味着存在炎症的病理过程。储尿期症状包括尿频、尿急、

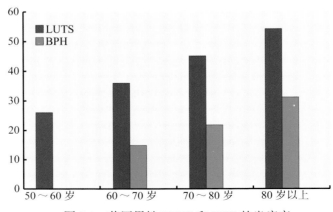

图 3.1　英国男性 LUTS 和 BPH 的患病率

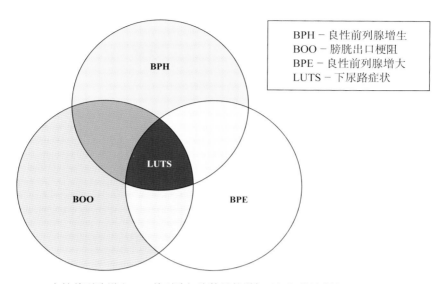

BPH = 良性前列腺增生——前列腺细胞数量的增加（组织学诊断）
BPE = 前列腺的增大——这可能是前列腺增生所致
BOO = 任何原因导致的膀胱出口梗阻
BPO = 良性前列腺梗阻，继发于 BPE 的膀胱出口梗阻

图 3.2　尿路术语

夜尿和急迫性尿失禁。用"排尿期症状"这个术语而非"梗阻症状"，主要反映了该阶段可能存在逼尿肌功能不良。排尿期症状包括尿流变细、排尿踌躇、尿流中断、尿不尽、终末滴沥、排尿时间延长和腹压增加（表 3.1）。

表 3.1　下尿路症状

排尿期症状	储尿期症状
尿流变细	尿频
排尿延长	夜尿
腹压增加	尿急
排尿踌躇	急迫性尿失禁
尿流中断	
尿不尽	
终末滴沥	

　　良性前列腺增生引起下尿路症状的鉴别诊断十分重要，这对于最初治疗

方案的制定有重要影响。需要鉴别的疾病包括膀胱癌、前列腺癌、尿路感染、膀胱过度活动症（overactive bladder，OAB）、尿道狭窄及可引起下尿路症状的神经性疾病。

二、评估

对患者的评估包括有针对性的病史询问、体格检查、症状学评分（如国际前列腺症状评分，International Prostate Symptom Score，IPSS）、尿常规及 PSA 检测。询问病史应包括一般健康状况，如糖尿病、心血管疾病和液体摄入等状况，询问病史的准确性会影响诊断结果。临床检查必须包括对外生殖器的重点检查和直肠指检。直肠指检能大致评估前列腺的大小，更关键的是可发现局部侵袭的前列腺癌。进行尿常规检查以确定是否存在血尿、感染或者糖尿病。症状学评分，如 IPSS，曾被认为是临床试验工具，但它们现已成为初步评估患者病情的重要组成部分。准确的症状学评分有助于评估疾病严重程度及检测对治疗的反馈（图 3.3）。

（一）前列腺特异性抗原

PSA 是前列腺特异性而非疾病特异性抗原蛋白。在 LUTS 患者中检测 PSA 的原因有两点：①评估前列腺癌的风险；②判断可能处于进展状态的良性前列腺增生患者。根据年龄调整的 PSA 值用于评估前列腺癌的风险（表 3.2）。PSA > 1.5 ng/mL 的患者可能为良性。

表 3.2　PSA 年龄特定值

年龄（岁）	正常的 PSA 范围（ng/mL）
40～49	< 2.5
50～59	< 3.5
60～69	< 4.5
70～79	< 6.5

（二）尿动力学

最简单的测试是尿流率测量和超声测量膀胱排尿后残余尿量。正常情况

姓名 _____ 日期 _____	无	少于1次 5次排尿中	少于半数	大约半数	多于半数	几乎每次	您的得分
1. 排尿不尽感 在最近的 1 个月内，排尿后感觉到膀胱 没有排空有几次？	0	1	2	3	4	5	
2. 尿频 在最近的 1 个月内，2 次排尿间隔小于 2 小时有几次？	0	1	2	3	4	5	
3. 尿流中断 在最近的 1 个月内，间断性排尿有几次？	0	1	2	3	4	5	
4. 尿急 在最近的 1 个月内，排尿不能等待有几次？	0	1	2	3	4	5	
5. 尿流变细 在最近的 1 个月内，尿流变细有几次？	0	1	2	3	4	5	
6. 排尿费力 在最近的 1 个月内，必须用力及使劲才能 开始排尿有几次？	0	1	2	3	4	5	
	无	1次	2次	3次	4次	5次及以上	您的得分
7. 夜尿 在最近 1 个月内，从入睡至早起， 起夜去排尿有几次？	0	1	2	3	4	5	
IPSS 总分							
0～7= 轻度症状；8～19= 中度症状；20～35= 重度症状							

图 3.3　国际前列腺症状评分表

下，最大尿流率约为 25 mL/s，并且在排尿后期显著减少至小于 10 mL/s。理想情况下，患者排空膀胱后，膀胱内会仅存少量残余尿。

为了评估复杂性症状和膀胱功能障碍情况，有必要进行更有侵入性的尿动力学检查。通过水压管道及压力传感器，可测量膀胱内压力和直肠压力，进而评估膀胱逼尿肌的压力。可以用膀胱内压力减去直肠（腹内）压力来计算逼尿肌压力。因此在下尿路症状患者中，医师可以通过尿动力学检查诊断并区分高压低流性梗阻性疾病、逼尿肌的功能障碍或无张力性膀胱。尿动力学也用来佐证膀胱能否稳定储存尿液，或相反地证明膀胱的不稳定性。这对患者手术的选择及预测手术疗效非常重要。

三、膀胱出口梗阻治疗

评估后，应当根据患者症状的严重程度、拟解决的问题及患者的一般健康状况进行治疗。需要泌尿外科诊治和干预的指征包括：急性尿潴留、膀胱结石、残余尿过多引起的梗阻性肾病和反复尿路感染，以及症状严重且药物治疗失败（框 3.1）。

共有四种治疗选择：保守治疗、药物治疗、手术治疗和导尿（框 3.2）。

框 3.1　泌尿外科诊治和干预的指征

急性尿潴留	梗阻性肾病
残余尿过多引起的反复尿路感染	膀胱结石
药物治疗无效	

框 3.2　膀胱出口梗阻治疗方案

等待观察	α 受体阻滞剂
5α 还原酶抑制剂（5ARIs）	联合治疗
植物类药物	外科手术
导尿	

（一）保守治疗

对于症状轻微的患者，一系列的保守治疗方法就能起到较为满意的效果。包括减少饮水量、较少咖啡因和酒精的摄入、膀胱功能再训练和尿控产品的使用。

（二）药物治疗

近些年，治疗膀胱出口梗阻的药物取得了突飞猛进的进展，大大提高了非手术治疗的效果。对绝大多数患者来说，α 受体阻滞剂和 5α 还原酶抑制剂（5-alpha-reductase inhibitors，5ARIs）是治疗的首选药物。最近，有人提出有症状的良性前列腺增生的梗阻产生分动态、静态两种因素。阻塞的静态因素是由增大的前列腺所引起的机械障碍，动态因素则是来自前列腺平滑肌的紧张。因此，产生了松弛平滑肌和缩小前列腺体积两种不同药理机制的药物。

（三）α 受体阻滞剂

α 受体阻滞剂主要作用是松弛膀胱颈及前列腺部的平滑肌。所有此类药物都具有类似功效，但是早些年应用的非尿路选择性 α 受体阻滞剂具有明显的副作用。α 受体阻滞剂起效迅速，可缓解 70% 患者的排尿症状。随着时间推移，虽然症状有所改善，但没有足够证据表明它们可以降低远期症状进展或急性事件的发生风险。α 受体阻滞剂的副作用见框 3.3。

框 3.3　α 受体阻滞剂的不良反应

体位性低血压 10%	嗜睡 10%
胃肠道功能紊乱 8%	鼻塞 8%
射精功能障碍 12%	

（四）5α 还原酶抑制剂

5α 还原酶抑制剂通过抑制体内睾酮向双氢睾酮的转变，可在数月内达到缩小前列腺体积的效果。推荐用于前列腺体积大于 30 mL 的患者。约有 20% 的患者可以获得症状的改善。此类药物将前列腺增生患者的症状进展、发生急性尿潴留和需要手术治疗的风险降低了 50% 左右。5α 还原酶抑制剂的药物副作用极少，约 5% 患者出现勃起功能障碍，5% 患者性欲减退。值得一提的是，前列腺腺体体积减少 50% 时，血清 PSA 水平同时也会降低 50% 左右。

（五）联合治疗

α 受体阻滞剂与 5α 还原酶抑制剂联合治疗适用于有严重症状和疾病进展风险的患者。目前已有两项关于联合用药的长期临床试验。研究表明，接受联合用药治疗在改善症状方面优于任何一种单药治疗。联合治疗同时也降低了急性尿潴留和手术干预的风险。过去的四年中，单药治疗中 10% 的患者出现症状进展，而联合治疗进展的仅有 5%。

（六）植物类药物治疗

从美国矮棕榈浆果中提取的塞润榈，是治疗有症状良性前列腺增生最广受欢迎的植物类药物。其他的植物制剂则是来自非洲的梅子树、南瓜籽、黑麦花粉、南非的星草、刺网和松柏花的提取物。有大量高质量的数据支持植物疗法的应用。

（七）抗胆碱能药物

抗胆碱能药物主要用于储尿期症状明显及膀胱过度活动的患者。残余尿量大或排尿症状重者慎用。储尿期症状往往比排尿期症状给患者带来的困扰更大，更需要积极治疗以提升生活质量。

四、膀胱出口梗阻的手术治疗

（一）经尿道前列腺电切术

当药物治疗效果不佳或症状严重时，患者需接受手术治疗。目前经尿道前列腺电切术（transurethral resection of the prostate，TURP）仍是绝大多数具有下尿路症状患者治疗的"金标准"，也是其他手术方式的基准。90% 患者在 TURP 术后症状得到良好的缓解。

TURP 通过手术切除前列腺尿道部和移行带以解除梗阻。这项操作通过经尿道内窥镜下的电切设备完成。组织被片状切除，直至建立一个满意的通道，梗阻解除为止。患者留置导尿 2～3 天，并留院观察。4～6 周后可完全恢复。术后死亡率较低（低于 1%）。TURP 并发症见框 3.4。

框 3.4　TURP 的并发症

医源性并发症 5%	尿路感染 2%
输血 6%	逆行射精 70%
经尿道电切综合征 2%	阳痿 8%
尿失禁 1%	排尿困难 5%

（二）激光手术

近年来，经尿道激光手术越来越受欢迎，出现多种激光技术。

1. 钬激光前列腺剜除术

钬激光前列腺剜除术（holmium laser enucleation of the prostate，HoLEP）是将前列腺沿前列腺包膜剜除并分割成几大块，通过内镜从膀胱内取出。这项术式的潜在优势是尿管只需留置一晚，住院时间短，相对 TURP 可以切除更多的前列腺腺体、出血量更少。HoLEP 与 TURP 术式效果相当。

2. 激光消融术

通过激光能量使前列腺组织气化，以达到建立通道的目的。这类激光包括钬激光、铥激光和绿激光，已被用于对前列腺组织进行消融、气化。目前，激光消融术式的长期效果仍与传统的 TURP 和 HoLEP 术式存在差距。

还有许多可选疗法，如球囊扩张、尿道支架、微波热疗、经尿道针刺消融等，这些均没有经受住时间的考验，目前不推荐使用。

（三）急性尿潴留的处理

急性尿潴留（acute urinary retention，AUR）需导尿处理。绝大多数单纯急性尿潴留患者应用 2 天以上 α 受体阻滞剂后，可试行拔除尿管。拔除尿管后，如再次出现尿潴留，则应考虑手术治疗。尿潴留并发肾积水、慢性尿潴留、梗阻性肾病及膀胱结石的患者，需要外科手术干预。

五、膀胱出口梗阻的其他原因

（一）尿道狭窄

尿道狭窄可能引起尿道梗阻。感染、创伤、医源性或特发性损伤均是可导致尿道狭窄的原因。典型的自由尿流率的特点是排尿时间延长且有一个典型的平台期。短段的尿道狭窄可通过经内镜下尿道切开治疗。长段、复杂或复发的尿道狭窄是比较棘手的外科疾患，可能需要复杂的重建手术来解决。

（二）膀胱颈功能障碍

膀胱颈功能障碍常见于年轻男性。膀胱颈部抬高，且排尿时膀胱颈不能松弛。前列腺指诊时无异常发现。通常应用 α 受体阻滞剂或膀胱颈切开术治疗。膀胱颈切开可能导致逆行射精，所以有生育需求的男性通常更倾向于选择使用 α 受体阻滞剂治疗。

延伸阅读

［1］ Roehrborn CG, Siami P, Barkin J, et al. The effects of combination therapywith dutasteride and tamsulosin on clinical outcomes in men with symptomatic benign prostatic hyperplasia: 4-year results from the CombAT study. Eur Urol 2010 Jan: 57; 123–31.

［2］ Madersbacher S, Marszalek M, Lackner J, et al. The long-term outcome of medical therapy for BPH. Eur Urol 2007 Jun; 51(6): 1522–33.

［3］ NICE. Management of lower urinary tract symptoms in men. Clinical guideline 97. May 2010. www.nice.org.uk/nicemedia/live/12984/48557/ 48557.pdf.

［4］ McConnell JD, Roehrborn CG, Bautista OM, et al. The long-term effect of doxazosin, finasteride, and combination therapy on the clinical progression of benign prostatic hyperplasia. NEJM 2003; 349: 2387–98.

（周晓峰，闫　伟　译）

第四章　尿失禁

概述

1. 尿失禁是一种令人困扰的临床症状，可以严重影响患者的生活质量。
2. 患者的症状表现可纷繁多样，详细询问病史及完善的体格检查有助于明确潜在的病因。
3. 尿动力学检查是确诊逼尿肌过度活动的重要依据。
4. 压力性尿失禁是女性尿失禁患者中最常见的一种类型，病因是尿道括约肌力量的减弱。
5. 压力性尿失禁女性患者接受保守治疗后症状无明显改善时，应建议患者接受手术治疗。

一、定义

膀胱的功能是在低压的状态下储存尿液，并在适当的时候排空。其功能的发挥主要是因为膀胱是一个富含肌肉的囊性器官，可以在充盈期使肌肉松弛，以保持膀胱内的低压状态。膀胱出口的位置有一圈环形肌肉，称为尿道括约肌。其收缩可使膀胱出口关闭，阻止尿液排出。排尿时，括约肌转为松弛，而膀胱壁内的逼尿肌收缩，膀胱腔内压力升高，当膀胱内压足以克服括约肌产生的阻力时，尿液即可排出体外。这一过程是通过脑干内的控制协同完成的（图4.1）。

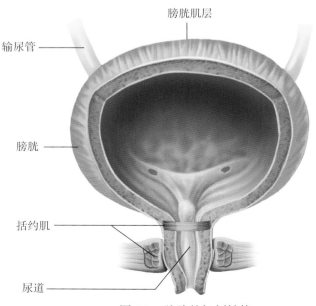

膀胱肌层

输尿管

膀胱

括约肌

尿道

图 4.1　膀胱的解剖结构

国际尿控协会（International Society of Continence，ICS）定义尿失禁（urinary incontinence）是一种表现为尿液不自主控制而漏出的社交性或卫生性疾病。漏尿尴尬的症状令人困扰，可严重影响患者的生活质量。

二、尿失禁的分类

尿失禁的主要分型
- 急迫性
- 压力性
- 持续性
- 充溢性

尿失禁分类的方式可基于症状，也可基于潜在病因。同时，两种分类间也存在交叉部分。

急迫性尿失禁（症状分类）主要是指与尿急同时或是紧随于尿急之后出现的漏尿症状。其潜在的病因就是膀胱逼尿肌压力的升高，逼尿肌的过度活动（病因分类）。

压力性尿失禁（既是症状分类，亦是病因分类）主要是指在用力时出现的漏尿现象，其潜在的病因是括约肌力量的减弱。

混合性尿失禁（症状分类）即是患者同时合并了急迫性及压力性尿失禁的症状。

夜间遗尿（症状分类）是指患者在睡眠中出现的尿液不自主漏出，常发生于儿童及逼尿肌过度活动的患者。

排尿后滴沥（症状分类）是指紧随在排尿之后出现的尿液漏出，常因尿道内尿液残留导致。

持续性尿失禁（症状分类）则指的是尿液持续不断、无间歇漏出。

充溢性尿失禁（病因分类）指的是由于梗阻因素存在，膀胱过度充盈超过生理容量而导致尿液漏出。

功能性尿失禁（病因分类）是指膀胱功能正常，但由于患者活动或心理功能受损缺陷，导致不自主的排尿发生。

急迫性尿失禁及压力性尿失禁是最常见的临床类型，本章也将重点介绍这两种类型尿失禁的病因及治疗方法。

三、尿失禁的诊断及辅助检查

（一）病史采集及体格检查

病史采集

- 活动能力
- 症状及其持续时间
- 其他病史
- 文化教育程度及社交因素
- 生活方式因素，如液体摄入情况等
- 手术史
- 心理因素
- 用药史
- 性功能情况
- 胃肠功能状况
- 对治疗效果的预期
- 如考虑手术应评估患者的健康状况、有无禁忌证等

曾有人这样评价：膀胱是一个不可靠的症状证人。也就是说，患者的临床表现可能复杂多样，以至于掩盖或混淆了真正的临床表现，从而使医生难于判别哪一种才是最主要的尿失禁类型。

基于以上原因，详细的病史采集就显得尤为重要了。询问病史时除常规内容外，还应包括既往的手术史及神经疾病病史（尿失禁可能是某些神经病变最早出现的临床症状，如多发性硬化等）。夜间遗尿或持续性尿失禁通过病史询问是非常容易确诊的。饮水习惯、家族史及用药史也应详细记录。排尿日记在初始评估时是一项非常具有实用价值的临床诊断方法，可以帮助医生梳理患者的临床表现，并评估患者的饮水习惯是否合理。

体格检查也应详尽彻底，不仅需要包括患者的下尿路器官，还要关注有

无全身疾病。如查体时发现充盈的膀胱，则更倾向于充溢性尿失禁的诊断。在适宜的场所，还应由经验丰富的医生进行盆底功能的评估，并详实记录在病历上。此外，还应注意有无阴道脱垂、盆底功能状况，以及在咳嗽、用力等情况下，有无压力性尿失禁的发生。会阴部皮肤的情况也应同时记录。因尿失禁相关的查体常常涉及隐私部位，所以在没有必要的情况下，尽量不要重复检查，尤其是对于经验欠缺的年轻医生。进行盆底检查前应获得女性患者的同意。男性患者查体时应包括直肠指检以评估前列腺，如怀疑神经源性疾病时，应同期评估肛门括约肌的张力。

体格检查

- 一般情况及治疗的耐受性评估
- 活动能力评估
- 腹部查体
- 盆腔检查
- 直肠指检

（二）辅助检查

所有初诊患者均应进行尿液分析。如对现有的诊断及治疗方式存在疑虑则应考虑是否需要进一步检查。对于老年男性患者，如果除长期留置尿管外已无其他更适宜的治疗方式，那么侵入性检查是完全没有必要的。

尿流率及残余尿的测定是一项简便易行的检查方法，在门诊即可进行。尿垫试验及排尿日记也可在患者就诊前，由护士轻松主导并完成。

尿动力学检查虽然囊括了尿流率测定，但更需注意的是压力-流率检测的结果。进行该项检查时需要在患者的膀胱及直肠内留置纤细的测压管，并通过压力传感器将膀胱内及腹腔内的压力变为可测量的信息，而膀胱与腹腔内压力的差值即为逼尿肌压。尿动力学检查对于诊断逼尿肌过度活动是非常必要的。同时，还可以和影像学检查联合使用。将普通的膀胱灌注液替换为造影剂后，可在充盈期使膀胱显影，排尿期则可以同时显示膀胱、膀胱颈及尿道的功能情况。尿动力学检查还可以用于评估压力性尿失禁患者用力或咳嗽时膀胱颈下降的情况。当使用特殊的压力传感器后，也可以测量尿道压，但目前尿道压力描记更多应用于科研，而非临床。需要注意的是，尿动力学检查应尽可能还原患者的症状，而判读检查结果时则混合了很多人为影响因素。这一缺点可通过便携式尿动力学检查仪予以克服，而这一改变使其具有了更高的逼尿肌过度活动检出率（图 4.2）。

　　如患者出现血尿、疼痛等需要获取膀胱内病理的情况，或是怀疑有瘘口存在时，均应进行膀胱镜的检查。

辅助检查

- 尿液分析
- 频次 / 尿量记录表
- 尿流率及膀胱的影像学检查
- 尿垫试验
- 尿动力学检查
- 内镜检查
- 其他影像学检查

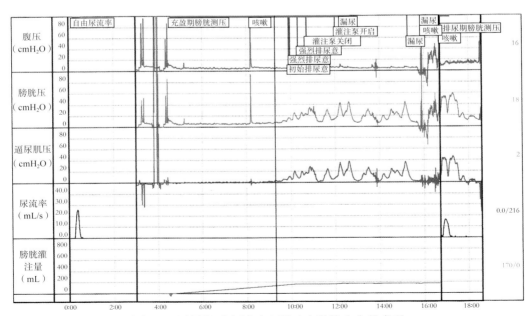

图 4.2　逼尿肌过度活动在尿动力学检查中的表现

三、急迫性尿失禁

急迫性尿失禁是男性及老年人中最常见的尿失禁类型。常表现为一种突发的、强烈的排尿欲望。这种情况可自发出现，也可被某种情况所诱发，如体位改变、自来水声或其他因素。

急迫性尿失禁是由膀胱逼尿肌的不自主收缩导致的。逼尿肌的收缩使得膀胱内压明显上升，当这一压力超过括约肌形成的阻力时，即可发生尿失禁。如膀胱内压未能超过尿道括约肌阻力，患者仅表现为尿急，不会出现尿失禁症状（图 4.3）。

膀胱过度活动症是一种疾病的名称，可伴或不伴有尿失禁症状。据估计，欧洲的患患者数可达到 5000 万人。它一般可用来命名来源于神经病变的某些疾病，如脊髓损伤；或是某些非神经源性的疾病，包括病因尚未明确的；或是牵扯到膀胱内的某些局部因素。

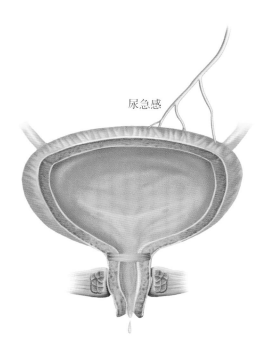

尿急感

图 4.3　急迫性尿失禁是由逼尿肌的不自主收缩导致的尿液漏出

急迫性尿失禁的病因

- 膀胱炎
- 膀胱结石
- 膀胱出口梗阻，如增大的前列腺
- 原发性逼尿肌过度活动，也称为非神经源性逼尿肌过度活动
- 神经源性逼尿肌过度活动，如脊髓损伤、多发性硬化、帕金森病、脊柱裂及脑卒中

急迫性尿失禁的特殊检查及治疗

对于异常的膀胱逼尿肌收缩可通过充盈期膀胱测压来进行评估。但在一线治疗前通常没有必要进行有创性检查。

急迫性尿失禁的治疗

- 治疗诱发急迫性尿失禁的基础疾病
- 改变生活习惯
- 服用抗胆碱能药物
- 注射肉毒素
- 骶神经调节
- 外科手术

急迫性尿失禁的治疗应始终包括对于原发病的处理，如尿路感染或膀胱结石等。保守治疗的方式包括科学地摄入不含有咖啡因成分的液体、计划并选择排尿时间，以避免由于膀胱过度充盈导致的尿失禁发生。

二线治疗通常包括口服抗胆碱能药物。此类药物可阻断膀胱逼尿肌表面受体对于副交感神经释放的乙酰胆碱的应答，而后者可诱发逼尿肌的收缩。

肉毒杆菌毒素的作用机制与抗胆碱能受体阻滞剂类似，但除了阻断膀胱逼尿肌表面的受体外，还可以阻止神经突触的节前纤维释放乙酰胆碱，从而产生的治疗效果也更强，但治疗后约有 25% 的患者须接受自家清洁导尿。注射时可在局麻下通过软性膀胱镜进行，注射总剂量为 $200 \sim 300$ U，药物浓度为 10 U/mL，单点注射药物的体积为 1 mL。注射针是经过特殊设计的，这样可精确地控制注射深度，并在注射后观察到黏膜下一水泡样隆起。该项治疗

的耐受性良好，治疗效果可持续 6～9 个月，所以通常需要重复治疗。

　　骶神经调节可用于顽固性急迫性尿失禁的治疗。通过电刺激控制膀胱收缩的 S_2～S_4 来发挥治疗作用。

　　外科手术通常是治疗难治性急迫性尿失禁的最后手段。膀胱扩大术需要在游离膀胱壁后做一切口，切开后使膀胱形态类似于"蛤"状，而后将一段带蒂的小肠壁缝合于膀胱切口处。这种治疗方式不仅增加了膀胱容量，还可能离断了异常放电的神经。小肠壁的作用类似于膀胱憩室，可使膀胱收缩时维持腔内低压，阻止尿失禁的发生。同时，手术也会存在并发症的风险，包括膀胱结石、感染、代谢紊乱及长期尿液刺激导致恶变的可能，所以接受手术的患者需每年复查膀胱镜。尿流改道也是此类患者可选的治疗方式之一。

四、压力性尿失禁

　　压力性尿失禁是女性最常见的尿失禁类型。最主要的病因是尿道括约肌的松弛，所以当患者咳嗽或打喷嚏时，额外的压力作用于膀胱即可导致漏尿的发生。对于女性患者，这种情况通常反映的是盆底肌群力量的下降和（或）因生育、衰老、停经、子宫切除术、肥胖等因素导致的尿道扩约肌受损（图 4.4）。

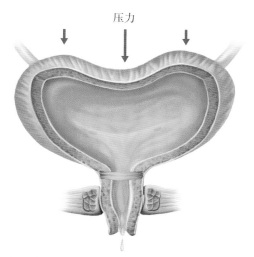

图 4.4　由于膀胱外在压力的增加导致的漏尿称为压力性尿失禁

压力性尿失禁的病因

- 年龄增加
- 生育史
- 子宫切除手术史
- 肥胖
- 创伤
- 前列腺手术史

（一）压力性尿失禁的特殊检查及治疗

女性压力性尿失禁的治疗

- 盆底肌训练
- 减肥
- 戒烟
- 改善便秘
- 手术治疗

英国国家卫生与临床技术优化研究所（The National Institute for Health and Clinical Excellence，NICE）发布的针对女性压力性尿失禁的治疗指南中强烈推荐在首次就诊时采用保守治疗。该指南指出 3 个月以上的盆底肌训练等物理疗法可增加盆底肌群及尿道括约肌的力量，并教授这些训练技巧以减少尿失禁的发生。其他的保守治疗方法还包括减肥、戒烟及改善便秘等。当女性患者在接受保守治疗后仍无法达到满意的疗效时可考虑手术治疗。

阴道壁悬吊术及选用自体组织的传统耻骨阴道吊带手术都是经过验证并确定有效的治疗方法，而很多新型的微创手术方式因为长期疗效不佳而逐渐退出了历史舞台。近 10 年来，随着无张力尿道中段吊带手术的出现，这一状况有所改观。如今，无张力尿道中段吊带术已成为应用最为广泛的手术方式，其原理就是在尿道后方放置一条由合成材料制成的吊带并最终形成吊床样结构。目前已有多种吊带及手术入路应用于临床（图 4.5）。

另一种治疗压力性尿失禁的微创治疗方法就是膀胱颈部填充物注射术。

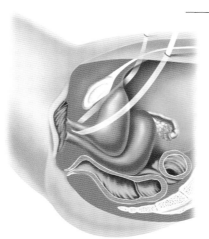

—— 包绕尿道的合成
材料吊带

图 4.5　图中所示的是无张力阴道吊带环绕尿道的位置

这种方法是将人工合成的填充物注射于尿道壁内以弥补括约肌力量的不足，但是长期疗效不如吊带手术。

也可将人工尿道括约肌放置于女性的膀胱颈部以治疗压力性尿失禁。对于前期所有治疗方法均失败的极端病例，尿流改道可能是唯一选择，特别是对于那些可能出现严重行动障碍的患者，如晚期多发性硬化患者。

（二）男性压力性尿失禁

压力性尿失禁在男性中相对少见，主要出现在既往有手术史或创伤史的患者群体中。特殊检查应包括影像尿动力学及内镜检查，以评估尿道括约肌的闭合功能。

男性压力性尿失禁的治疗方法都是基于增加尿道阻力这一前提的。尿道旁填充物注射可加强括约肌的闭合，但研究发现其疗效个体差异较大，且长期效果不理想。人工尿道括约肌植入术对于治疗男性压力性尿失禁有着很好的疗效。术中这一装置将被植入到球部尿道周围，并通过泵的作用将储水囊内的水注入到包绕尿道的袖套中，袖套充盈后即可增加尿道阻力从而阻止尿失禁的发生。

五、混合性尿失禁

混合性尿失禁多见于女性，常表现为压力性尿失禁和急迫性尿失禁同时存在，而男性患者少见。有时尿急是由逼尿肌过度活动导致的，而有时则是一种习惯性的，或是尿液漏出至尿道产生的刺激症状。尿动力学是判别尿急真正原因的关键性检查手段，尤其要在压力性尿失禁手术之前排除逼尿肌过度活动的存在，因为这一手术将无疑会加重患者的症状。

六、持续性尿失禁

也称为完全性尿失禁。持续性尿失禁发生于膀胱完全无法发挥储尿功能时，此时可出现不间断的尿液漏出。这种情况的发生常与生育或是外伤导致的膀胱壁缺损相关，如手术或分娩引起的尿瘘。在产科保健较为完备的发达国家，妇科手术已成为导致膀胱－阴道瘘的最常见病因。

七、充溢性尿失禁

充溢性尿失禁常与膀胱排空受阻有关。当膀胱过度充盈后，膀胱内压逐渐上升并间断超过尿道括约肌压，从而导致漏尿的发生。这一类型多见于因前列腺体积增大导致膀胱出口梗阻的男性患者。

膀胱排空障碍的病因
- 增大的前列腺
- 手术史，如抗尿失禁手术
- 膀胱结石
- 尿道狭窄
- 便秘

延伸阅读

[1] 2nd International Consultation on Incontinence. Recommendations of the International Scientific Committee: Evaluation and Treatment of Urinary Incontinence, Pelvic Organ

Prolapse and Faecal Incontinence. P. Abrams, K.E. Andersson, W. Artibani, et al. July 2001: 1079–114.

［2］National Institute for Health and Clinical Excellence. Urinary Incontinence: The management of urinary incontinence in women. 2006, London: NICE.

［3］2006 EAU Guidelines on Urinary Incontinence, J Thuroff, P Abrams, KE Anderson,W Artibani, E Chartier–Kastler, C Hampel, Ph Van Kerrebroeck.

（张晓鹏，马　凯　译）

第五章　泌尿外科急症

William J. G. Finch

概述

本章主要概括如何在医院和社区医疗中辨认和处理常见的泌尿外科急症：

1. 急性尿潴留；

2. 肾绞痛；

3. 睾丸扭转；

4. 包皮嵌顿；

5. 阴茎异常勃起。

泌尿外科急症在医生培训、急诊室和全科中比较常见。虽然危及生命的泌尿外科急症很少见，但这些是医生知识体系中重要的组成部分之一。本章主要讨论急性尿潴留、肾绞痛、睾丸扭转、包皮嵌顿和阴茎异常勃起。目的是帮助医生辨认和处理这些泌尿外科急症。

一、尿潴留

尿潴留（urinary retention）是最常见的泌尿外科急症之一，主要发生在老年男性。尿潴留是指膀胱内充满尿液而不能排出，常常由排尿困难发展到一定程度引起的。尿潴留分为急性与慢性两种。

引起急性尿潴留的确切原因还不清楚，但可能归结于不同的情况，主要分为四大类（框 5.1）。梗阻可能是机械性或者动力性原因。炎症、肿胀和水肿通常是尿路感染所致。神经方面情况可以导致尿潴留，膀胱过度膨胀将导致正常收缩功能减弱。

即刻导尿是处理急性尿潴留的方法（框 5.2），可以立刻缓解患者的不适症状。在导尿后的 10～15 分钟内记录尿量是很重要的，通常情况下小于 1 L。如果导尿失败，应考虑立即给患者进行耻骨上膀胱造瘘。

对于肾功能正常的患者，如果可以纠正发生尿潴留的诱因，在最初的 2～3 天内尝试使用 α 受体阻滞剂。如果这一措施无效，患者将面临长期导尿或者手术治疗。多数患者可以进行药物治疗，如果失败了建议进行其他方式治疗。

框 5.1 急性尿潴留分类

梗阻性

- 机械性梗阻
  - 良性前列腺增生
  - 尿道狭窄
  - 便秘
  - 盆腔肿物
- 动力性梗阻
  - 术后的疼痛和药物引起的平滑肌张力增加

感染

- 尿路感染
- 前列腺炎

神经源性

- 膀胱的感觉或运动神经损伤
  - 脊髓损伤
  - 多发性硬化
  - 盆腔手术

膀胱过度充盈

- 麻醉后
- 过量饮酒
- 药物
  - 麻黄素，伪麻黄素
  - 抗抑郁药

框 5.2 男性导尿要点

- 确保阴茎直立和身体成 90° 垂直
- 轻柔和缓慢地向尿道注入麻醉凝胶。轻柔地堵住尿道口，避免凝胶流出
- 插入尿管时，谈话可以有效分散患者注意力
- 如果尿管插入困难——试用大一号的尿管会有帮助
- 不要暴力导尿——通常寻求更有经验的医师帮助
- 总是记录残余尿量

如果导尿量超过 1 L，这提示患者是慢性梗阻。慢性梗阻患者很少疼痛，甚至不痛，通常很少有尿路症状。典型的患者常描述夜间遗尿，这其实是充

溢性尿失禁，是由睡眠期间括约肌松弛所致。

慢性尿潴留可能导致肾脏功能异常和上尿路扩张。立即导尿是关键，可以减轻上尿路的压力并促进肾功能恢复。在多尿期阶段，需要密切监测患者的电解质、血压和体重。在这种情况下，导尿治疗是必要的，患者（如果条件允许）应该进行选择性的前列腺手术，或者长期留置尿管。同时，应该立即去泌尿外科进行观察和评估。

二、肾绞痛

肾绞痛（renal colic）表现为严重的、突然性的疼痛，患者通常描述为"最痛苦的疼痛"。经典的疼痛开始于侧腹部，向腹部和腹股沟放射，有时男性会放射到阴囊，而女性则放射至阴唇。肾绞痛所产生的疼痛主要是急性输尿管梗阻导致的肾盂扩张、拉伸和痉挛所致。恶心和呕吐常与疼痛相关，有些患者会出现肉眼血尿。

腹部查体通常没有阳性体征，少数患者会表现为腰部或腹股沟的轻压痛。通常患者痛苦和烦躁不安，无法找到一个舒服的姿势。这和腹膜炎患者的表现有着鲜明的对比，后者总是保持同一姿势平卧。

85% 以上的肾绞痛患者尿常规显示镜下血尿。如果没有镜下血尿，需要认真排查阑尾炎、憩室炎、输卵管炎、腹主动脉瘤破裂等诊断的可能。

常规的血液检查中应包括肾功能，育龄期妇女必须排查是否怀孕。

近年来，在肾绞痛的影像学诊断方面，腹部平片和 IVU 已逐渐被腹盆腔平扫 CT 取代，绝大多数医院都可以进行快速 CT 扫描并出示报告（图 5.1）。CT 已经被证明在结石的诊断方面比 IVU 更精确，而且患者接受的放射剂量相似。

早期治疗包括补液、止吐和镇痛。非甾体抗炎药（如双氯芬酸）应该在阿片类镇痛药物之前使用，可有效缓解疼痛同时减少副作用。

结石排除的概率与它的大小和位置相关（表 5.1）。

处理结石的方法详见第十二章。

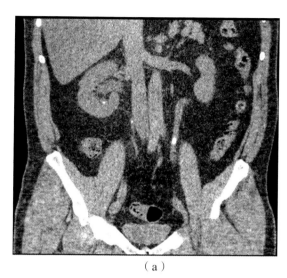
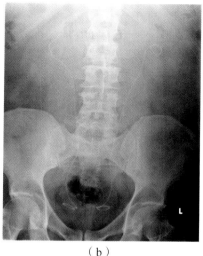

（a）　　　　　　　　　　　　　　　（b）

图 5.1　（a）平扫 CT 显示双侧输尿管结石；（b）双侧输尿管结石伴双侧 DJ 管

表 5.1　结石的大小和自行排出概率之间的关系

结石大小（mm）	结石排出概率
＜ 4	90%
4～6	50%
＞ 6	20%

　　阻塞合并感染的肾脏是真正的泌尿科急症，通常这些患者伴有寒战和发热，病情迅速恶化。一旦诊断，需要行急诊肾穿刺造瘘，快速进行静脉注射抗生素和补液，密切监测生命体征。患者应该紧急转诊到上级医院。

三、睾丸扭转

　　睾丸扭转是泌尿外科急症。快速诊断和疼痛发生后的 4～6 小时内手术治疗是保住睾丸的关键。

　　精索的旋转是引起睾丸扭转的原因，它阻碍血液流向睾丸并损害引流静脉，随后导致水肿、缺血和坏死。睾丸扭转的发病年龄呈双峰样分布，第一个峰值是在 1～2 岁，青少年期是第二个更为常见的发病年龄。40 岁以上的成年人很少发生睾丸扭转。

　　睾丸扭转最常见的原因是鞘膜畸形，正常情况下睾丸鞘膜从阴囊后方连接睾丸上极并将其与阴囊固定。但当睾丸鞘膜完全包裹睾丸并将其固定于水平位，这种情况称为"钟摆畸形"，则易于发生扭转。

　　睾丸扭转最常见的临床表现是疼痛和肿胀。患者的既往史是区分睾丸扭转与其他引起阴囊疼痛的急性疾病之间的重要依据，如急性附睾炎和阑尾扭转。睾丸扭转通常更快出现疼痛，患者之前可能表现间歇性疼痛提示睾丸出现间断扭转。查体可见睾丸轻微肿胀，睾丸可能处于阴囊根部呈水平位置，有人认为提睾反射消失可以诊断睾丸扭转（图 5.2）。

　　通常情况下尿常规检查结果显示正常。彩色多普勒超声对模棱两可的患者可能显示血流减少或缺失，但不应该推迟手术探查。如果没有迹象，或者症状提示睾丸扭转但在临床上可疑，则必须进行急诊手术探查睾丸。

　　手术探查阴囊的时机与睾丸扭转的挽救率直接相关，因此快速诊断至关重要（图 5.3）。

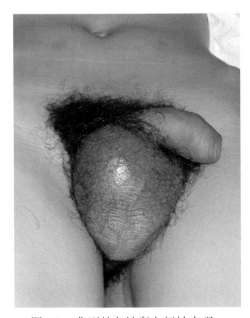

图 5.2　典型的急性睾丸扭转表现

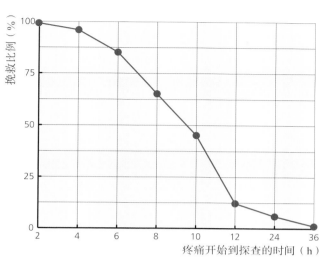

图 5.3 睾丸的挽救比例与探查时间相关

外科治疗包括探查睾丸和使用不可吸收的丝线将睾丸固定在阴囊壁，或放置在肉膜囊内。如果不能挽救睾丸，应行睾丸切除术（图 5.4）。由于鞘膜畸形往往双侧同时发生，因此对侧睾丸也应该探查并固定在阴囊壁。

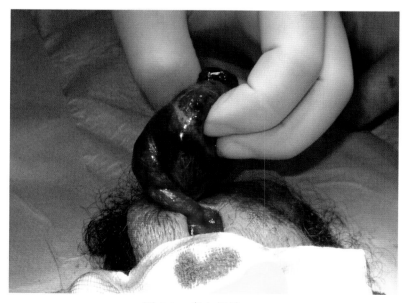

图 5.4 睾丸扭转

四、包皮嵌顿

包皮嵌顿通常发生在未进行包皮环切的男性。由于包皮上翻固定后不能还纳，因此阴茎头静脉回流障碍，导致阴茎头肿胀（图 5.5）。

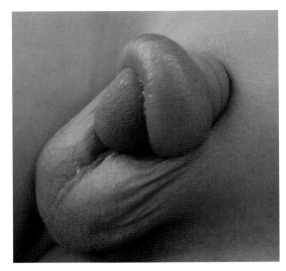

图 5.5　包皮嵌顿

包皮嵌顿往往和包茎相关，收缩的包皮像止血带，阻止静脉和淋巴管回流。然而最常见的包皮嵌顿原因是医源性，主要是医护人员导尿过程中忘记还纳包皮所致。

如果没有早期处理包皮嵌顿，将会导致阴茎头和包皮的溃疡和坏死。

各种治疗之前应充分镇痛，可以进行阴茎神经阻滞。手法复位可先通过挤压阴茎头减轻局部水肿，然后尝试将包皮复位。

如果其他方法失败，可能需要在阴茎背侧切开包皮缩窄带，同时可以切除部分包皮。包皮环切是标准治疗方法，可以预防再次发生。由于包皮的肿胀和溃烂会让手术难度加大，通常行择期手术。

五、阴茎异常勃起

阴茎异常勃起是指阴茎勃起持续时间超过性刺激时间，或者与性刺激无关的持续勃起。有两种类型的异常勃起，一种是低流量异常勃起或者缺血性异常勃起，这是由于阴茎海绵体内的静脉和淋巴管回流减少；另一种高流量异常勃起或者称为非缺血性异常勃起往往是因为异常的动脉血流，一般和创伤相关。阴茎异常勃起的主要并发症是勃起功能障碍，迅速处理的目的是避免出现勃起功能障碍和潜在的心理疾病。

低流量异常勃起主要表现疼痛，较为常见，大多数情况与药物或吸毒相关（表 5.2），其中在男性镰状细胞疾病和血液系统恶性病患者中的发生率更高。静脉和淋巴回流减慢会促进血栓形成，进一步引起缺血，导致阴茎海绵体纤维化和勃起功能障碍。

表 5.2 阴茎异常勃起常见诱因

特发性	
血液系统疾病	镰状细胞疾病
	白血病
	血栓形成
神经系统疾病	脊髓损伤
勃起功能障碍治疗药物	海绵体内注射罂粟碱
	海绵体内注射前列腺素 E1
	尿道内注射前列地尔
其他药物	抗高血压药
	抗精神病药
	抗抑郁药
	酒精和可卡因

高流量异常勃起并不常见，不会太疼痛，通常是会阴或阴茎创伤后出现（一般是骑跨伤），出现海绵体动脉撕裂，随后发生动静脉瘘，进而导致阴茎海绵体内异常的动脉血流。

阴茎异常勃起的治疗取决于低流量和高流量的分型。可以通过阴茎海绵体取血进行血气分析辨别，与此同时评估和治疗潜在诱因（如镰状细胞病）。

低流量异常勃起的主要治疗措施包括行海绵体内抽吸和灌注，可能需要向海绵体内注射苯肾上腺素（又称去氧肾上腺素），但需要心电监测。如果这些保守治疗失败，需要行阴茎头和阴茎海绵体分流，可能需要立即行阴茎假体置入。高流量阴茎异常勃起的治疗不太紧急，可以首先行动脉造影并选择性动脉栓塞，可以保留良好的功能。

延伸阅读

［1］ Emberton M and Fitzpatrick JM. The Reten-World survey of the management of acute urinary retention: preliminary results. BJU Int 2008; 101s3: 27–32.

［2］ Masarani M and Dinneen M. Ureteric colic: new trends in diagnosis and treatment. Postgrad Med J 2007; 83: 469–72.

［3］ Kapoor S. Testicular torsion: a race against time. Int J Clin Pract 2008; 62: 821–7.

［4］ Broderick GA, Kadioglu A, Bivalacqua TJ, et al. Priapism: pathogenesis, epidemiology and management. J Sex Med 2010; 7: 476–500.

［5］ Little B and White M. Treatment options for paraphimosis. Int J Clin Pract 2005; 59: 591–3.

（瓦斯里江·瓦哈甫　译）

第六章　生育能力低下和男性性功能障碍

Helen Hegarty

概述

1. 如果确定危险因素，请尽早将生育能力低下的夫妇转诊至专科中心。
2. 辅助生殖技术可提升每个周期的受孕率约 20%。
3. 明确并处理导致勃起功能障碍的危险因素，不要忽略因心理因素导致的勃起功能障碍。
4. 对于单纯性勃起功能障碍，使用磷酸二酯酶抑制剂（如西地那非）是合理的。
5. 治疗勃起和射精功能障碍的方法有很多种，患者应该在专科医生的指导下选择治疗方案。

不孕不育的定义是没有生殖异常的夫妇在经过两年规律、无保护的性交后怀孕失败。

一、低生育力

84% 的夫妻在备孕的第一年内就会成功怀孕；怀孕成功率会随着孕妇年龄增加而降低。表 6.1 列出了造成生育率下降的主要原因。

表 6.1　男女不孕不育的原因

男性不育的原因	女性不孕的原因
特发性	排卵失败（包括因为卵巢疾病、下丘脑和垂体疾病导致的激素水平失衡）
隐睾	盆腔炎
功能性精子障碍	疤痕或阻塞性输卵管
射精障碍	子宫内膜异位症
睾丸损伤	先天功能障碍
阻塞性无精症	药物（化疗、大麻、吸烟、酒精），毒素
药物（化疗、大麻、吸烟、酒精），毒素	内分泌、遗传和先天性因素
全身性疾病（糖尿病、肾衰竭、囊性纤维化）	子宫（肌瘤、息肉、子宫腺肌症）
激素、内分泌和遗传失调	不利的宫颈黏液
	产妇年龄 > 35 岁

（一）不孕不育夫妇的评估

详细采集夫妻双方的病史，重点关注既往病史，特别是患者的性传播疾病史和既往手术史、年龄、吸烟和饮酒情况。

尽可能纠正可逆的风险因素，并且应鼓励没有其他风险因素史的夫妇在行进一步治疗前继续尝试备孕 1 年。如果已经明确危险因素，如激素、内分泌、遗传的异常或隐睾，应尽早行进一步检查。通常在专科治疗中心行进一步检查，包括精液常规、雄性激素水平检查（睾酮、促卵泡激素、促黄体生成素和催乳素）、排卵评估、性传播疾病（sexually transmitted disease，STD）拭子、输卵管损伤评估及子宫和宫颈黏液试验。

精液分析的正常参数取自世界卫生组织的参考值（表 6.2），如果结果异常则应重复检验。

女性患者的病情评估更为复杂。激素测定（黄体酮、促黄体生成素、促卵泡激素和催乳素）和经阴道彩超可以诊断各种内分泌系统和激素水平的病理改变，并显示发育中卵泡的数量。同时也可发现卵巢和子宫的异常，如子宫肌瘤。子宫输卵管造影术（hysterosalpingography，HSG）可以诊断输卵管阻塞。

表 6.2 世界卫生组织精液分析参考值

标准测试	正常值
量	2 mL 或更多
pH 值	$7.2 \sim 7.8$
精子浓度	20×10^{6} 个 / mL
精子总数	40×10^{6} 个或更多
形态	形态正常 30% 及以上
动力	在采集后 60 分钟内 50% 及以上精子向前运动 或 25% 及以上精子快速运动
活力	75% 以上精子存活
白细胞	少于 1×10^{6}/ mL

（二）男性不育症的治疗

表 6.3 总结了男性不育症的治疗方法。如果存在抗精子抗体，用皮质类固

醇治疗可能有一定疗效，但通常需要辅助生殖技术。生育能力低下的男性中常常伴随精索静脉曲张，然而没有证据表明手术治疗精索静脉曲张会增加生育能力低下男性的受孕率。同样对于隐睾患者，虽然睾丸下降固定术可能有利于隐睾恶变的早期发现，但并没有证据表明手术会增加生育能力低下男性的受孕率。

表 6.3　男性不育的治疗

病因	治疗
少精症	纠正激素失衡
	停用毒性药物
	用克罗米酚进行经验性治疗
	人工辅助受精
无精子症	阻塞性——手术矫正
	非阻塞性——纠正促性腺激素分泌不足、排除垂体瘤、鉴别毒素
	人工辅助受精
睾酮缺乏症	不要使用外源性睾酮，可考虑使用促性腺激素类药物
性腺机能减退	促性腺激素类药物
射精功能障碍	如果没有膀胱流出道手术史，可尝试使用肾上腺素能药物
	电刺激射精 / 振动射精

（三）女性不孕症的治疗

表 6.4 总结了女性不孕的治疗方法。服用抗雌激素药物（如氯米芬）的女性须被告知多胎妊娠风险的增加。

辅助生殖技术包括直接从睾丸、附睾或输精管中提取精子。辅助受孕技术包括体外受精（in-vitro fertilisation，IVF），体外受精约有 20% 的受孕率。其他治疗方式包括直接将精液放入子宫（宫腔内人工授精，interauterine insemination，IUI）和将单个精子直接注入卵母细胞（细胞质内精子注射，intracytoplasmic sperm injection，ICSI）。在某些情况下，需要考虑捐赠者授精。

表 6.4　女性不孕的治疗

病因	治疗
下丘脑垂体功能障碍	抗雌激素药（氯米芬或他莫昔芬）
（如多囊卵巢综合征）	二甲双胍
	腹腔镜卵巢打孔术
	促性腺激素
低催乳素血症	多巴胺激动剂（溴隐亭）
输卵管阻塞	手术
子宫肌瘤或粘连	手术
子宫内膜异位症	腹腔镜切除和粘连松解术
先天性因素	人工辅助受精

在治疗计划中也应该包含咨询服务，因为很多接受治疗的夫妻在治疗过程中感觉很紧张不安。此外，治疗中心需详细告知准备接受治疗的夫妇在整个治疗过程中的成功率及并发症，以便夫妻双方共同做出合理的决定。

二、男性性功能障碍

勃起功能障碍（erectile dysfunction，ED）的定义为持续不能达到或维持足够阴茎勃起以完成插入阴道和性交。阴茎勃起依赖于完整的神经系统反射，充足的和正确的血管反应还有被唤起的能力。来源于 $S_2 \sim S_4$ 的副交感神经对阴茎勃起很重要，而控制射精的神经是位于 $T_{11} \sim L_2$ 的交感神经。10% 的男性患有勃起功能障碍，并且发病率随着年龄增长而增加。

视听刺激在大脑中起激活上述神经通路并导致勃起的作用。刺激阴茎海绵体神经可以通过放松海绵体平滑肌和扩张血管来激活阴茎海绵体的勃起组织充血。这将会使阴茎海绵体组织压迫白膜阻断静脉回流，从而维持勃起（图 6.1）。射精的完成是通过对阴茎头的触觉刺激（通过性神经）和对交感神经的刺激引起的附睾、输精管和前列腺分泌腺平滑肌收缩实现的，这将精子和精液射到前列腺尿道部。膀胱颈同时闭合，外括约肌开放并且球海绵体肌有节律地收缩促使精液排出。一氧化氮（NO）和前列腺素 E1（prostaglandin

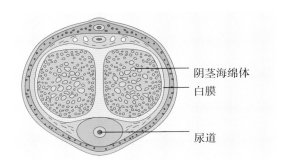

图 6.1　阴茎横断面显示勃起组织（阴茎海绵体）和僵硬的白膜，它阻塞了血液的流
出并有助于维持勃起

E1，PGE1）可引起海绵体细胞内可利用的钙水平的降低，因此对海绵体平滑
肌的松弛和形成坚硬勃起是十分重要的（图 6.2）。

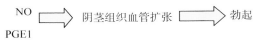

图 6.2　引起勃起的传送器

　　表 6.5 列出了勃起功能障碍的原因。对勃起功能障碍患者的评估，应着重
于找到潜在病因并尽可能针对病因治疗。病史中的重要因素包括年龄、发病
持续时间、盆腔手术史或创伤和放疗史、高血压史、高脂血症、糖尿病和药
物治疗史。值得注意的是，勃起功能障碍是其他严重潜在疾病的主诉，进一
步排除高血压、亚临床心血管疾病和糖尿病等疾病的检查非常重要。 吸烟史
和饮酒史也是重要因素。晨勃的出现表明生理是完好的，导致勃起功能障碍
的原因很可能是非器质性。

　　检查重点是通过触诊检查阴茎体是否存在斑块、神经系统检查和前列腺
检查来排除佩罗氏病。睾丸的位置和大小也很重要，可以通过挤压阴茎头和
感受肛门括约肌和球海绵体肌收缩（表示完整的 $S_2 \sim S_4$ 通路）来检查球海绵
体肌反射。

表 6.5 勃起功能障碍的原因

特发性	
心理	抑郁、焦虑、压力
年龄	
血管病理学	高血压、吸烟、高胆固醇血症 静脉—闭塞机制的障碍（静脉瘘）
佩罗尼氏病	
神经源性	脊髓疾病、盆腔放疗、多发性硬化症、帕金森病
药物 / 毒素	降高血压药、抗抑郁药、抗雄激素、抗惊厥药、酒精、他汀类药物
内分泌失调	糖尿病、性腺机能减退、垂体瘤
手术和创伤史	前列腺根治性切除术、骨盆骨折
全身性疾病	肾功能衰竭、肝硬化

进一步检查包括：

• 血清激素水平测定，特别是患者性欲受到影响或睾丸较小。

• 夜间阴茎肿大试验来测量夜间勃起。

• 多普勒超声检查动脉血液供应。

• 诱导人工勃起以观察患者对 PGE1 的反应。

• 用阴茎海绵体造影术来确定是否存在静脉渗漏。

（一）勃起功能障碍的治疗

在临床上，如果除了年龄和血管病变或糖尿病之外没有明确的危险因素，临床医生可以尝试使用磷酸二酯酶抑制剂（如西地那非）来检查患者是否有反应。如果患者没有反应，他可能会被建议看男科医生。 在对勃起功能障碍进行评估和治疗之前，患者需要被确认满足适合进行性交的条件。

心理性的勃起功能障碍需要性心理咨询师的帮助，患者可以在有或没有伴侣的情况下就诊。也可以通过使用口服药物或 PGE1 药物进行辅助治疗。

（二）勃起功能障碍的药物治疗

口服药物包括 5 型磷酸二酯酶抑制剂（PDE5I），如西地那非和伐地那非，它们通过增强平滑肌松弛而促进勃起来起作用。药物剂量可以调整，直到看到反应，并且还有更长效的药物，如他达拉非。患者应该被告知潜在的副作用，如头痛、潮红和视力障碍。正在服用硝酸盐类药物的患者必须避免使用这些药物。

低睾酮的患者应考虑睾酮替代治疗。睾酮替代治疗可抑制精子发生。这一作用的影响需要被仔细的监测，并且 PSA 应被事先检查，因为睾酮是前列腺癌患者的禁忌。

（三）作用于阴茎的药物

可将合成的 PGE1 直接由阴茎海绵体注入或经尿道直接给药引起勃起，它不依赖于性欲的激发（不同于口服药物的情况）。患者须被告知阴茎持续勃起症这一副作用，如果勃起时间延长或不必要时勃起，建议患者寻求治疗。随着时间的推移，注射前列地尔可能造成白膜纤维化。

（四）真空装置

这包括使用在阴茎根部的收缩带和将血液吸入海绵体的真空装置。对某些患者来说这可能会很难处理，并且可能会导致瘀伤。

（五）阴茎假体

植入韧性的或可膨胀的阴茎装置会破坏勃起组织（图 6.3），但在其他治疗失败或治疗方式不适合患者和伴侣时可提供可靠的勃起。需要向患者说明

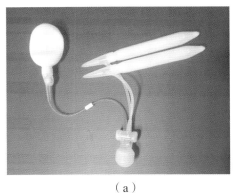
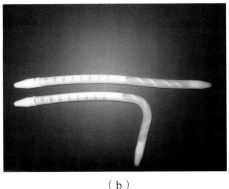

（a）   （b）

图 6.3　可膨胀型（a）和可延展（b）的阴茎假体

的是，一旦假体植入，患者就不能再使用其他治疗方法。手术应由富有经验的男科医师来完成，以尽量减少感染、糜烂、挤出和自动膨胀等并发症。

（六）射精障碍的治疗

射精障碍包括早泄、逆行射精和不射精。在那些无法射精的患者中，需要排除或手术矫正输精管堵塞。对于早泄的患者，阴茎头局部麻醉和磷酸二酯酶−5抑制剂一样有一定疗效。其他治疗包括含有局部麻醉剂的避孕套、挤压阴茎头以延迟射精，以及使用抗抑郁药物（选择性5−羟色胺再摄取抑制剂）。逆行射精通常是用α受体阻滞剂（如坦索罗辛）治疗膀胱出口梗阻造成的。在这种情况下，可以选择停药。这也是膀胱出口梗阻手术常见的并发症，并且这种情况没有解决办法。可以让患者安心这并不会影响患者的健康。对于其他原因造成的逆行射精，可以尝试口服肾上腺素能药物。

（七）佩罗尼氏病的治疗

佩罗尼氏病是白膜上纤维组织斑块的形成而引起的，可引起勃起阴茎的弯曲和疼痛（图6.4）。如果疼痛作为单一因素，那么在疼痛消失后至少6～12个

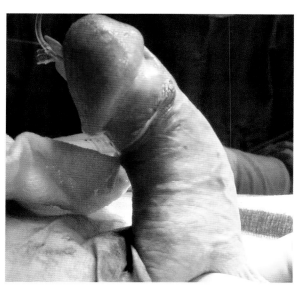

图6.4　患有佩罗尼氏病的患者在Nesbit手术期间进行人工勃起。典型的阴茎轴向背侧的弯曲

月内不应该尝试进行其他的治疗。如果患者性交困难或不能进行性交，可以在急性期一开始接受维生素 E（200 mg，3 / 日）、他莫昔芬或对氨基苯甲酸钾的治疗。一旦阴茎畸形已稳定形成至少 6 个月，并且如果患者无法完成有效性交，则可以实施 Nesbit 手术从纤维斑块的对侧除去小部分白膜的方式将阴茎拉直。其他手术方式包括纤维斑块切除和移植术。

延伸阅读

［1］ CG11: Fertility. National Institute for Health and Clinical Excellence (NICE). 25 Feb 2006, updated 30 Mar 2010.

［2］ Cooper TG, Noonan E and von Eckardstein S. World Health Organization Reference Values for Human Semen; 2009.

［3］ WHO manual, 3rd edition, 1992.

（王　龙　译）

第七章　成人尿路感染的管理

Richard Cetti，Suzie Venn

概述

1. 尿路感染是卫生经济学的常见和重大负担。
2. 联合使用亚硝酸盐和白细胞试纸诊断尿路感染的敏感性约为 88%。
3. 插导尿管的患者的无症状性菌尿不需要治疗。
4. 无症状性菌尿的孕妇应接受治疗，以预防肾盂肾炎和流产风险。
5. 男性尿路感染会增加潜在的功能性异常或解剖学异常的可能性。
6. 患有尿路感染的男性患者和复发性尿路感染的女性患者，或持续性镜下血尿 / 无菌性脓尿的患者，应该转诊至泌尿科进行检查。
7. 梗阻性肾脏感染是泌尿科急症，需要及时复苏和引流。

一、定义

尿路感染是微生物感染上尿路或下尿路并引发炎症反应。诊断时不再需要 MSU $> 10^5$ 个 /mL 细菌的严格标准。当前关于使用 MSU 进行尿路感染诊断的推荐意见已由欧洲泌尿外科学会（EAU）发表，并总结在表 7.1 中。

表 7.1　尿培养诊断尿路感染的推荐标准

尿路感染类型	尿培养
急性单纯性尿路感染	$> 10^3$ cfu/mL
急性单纯性肾盂肾炎	$> 10^4$ cfu/mL（女性）
复杂性尿路感染	$> 10^5$ cfu/mL（女性）
	$> 10^4$ cfu/mL（男性）
复发性尿路感染	$< 10^3$ cfu

cfu：colony forming units，菌落形成单位

二、发病率

欧洲方面缺乏完善的数据，而来自美国的数据显示每年有超过 700 万人因尿路感染就诊，约 15% 的社区抗生素处方用于治疗尿路感染。重要的是，尿路感染同时占所有医院获得性感染的至少 40%，抗生素耐药性的问题也日趋严峻。

三、病因

诱发感染的因素大致分为与宿主有关的因素及与致病生物有关的因素。这些因素总结在图 7.1 中。

大多数尿路感染是由粪便来源的细菌引起的，最常见的是革兰氏阴性杆菌，如大肠杆菌、克雷伯氏菌属和变形杆菌属的菌种。大肠杆菌可占到单纯性尿路感染病例中致病病原体的 70%～95%。和许多革兰氏阴性细菌一样，它们在细胞表面上具有菌毛，有助于附着于尿路上皮。这个结构可防止细菌被尿流冲走，并可以促进细菌上行引发上尿路感染（图 7.2）。尿路梗阻时因为缺乏尿液流动所致的机械冲刷效应，可以导致尿潴留并促进细菌增殖。预防尿路感染的其他宿主因素包括阴道共生细菌的存在。乳酸杆菌将糖原代谢为乳酸，为尿路病原体创造了一个不适宜生存的环境。绝经后阴道组织萎缩导致乳酸杆菌减少。这是局部使用雌激素和新鲜酸奶治疗复发性尿路感染的理论依据。任何异物都是感染的病灶，包括留置导管和支架（图 7.3）。大多数长期留置导尿管的患者会发生菌尿，但是，重要的是要记住，只有有症状的感染才需要用抗生素治疗，防止细菌耐药性的形成。

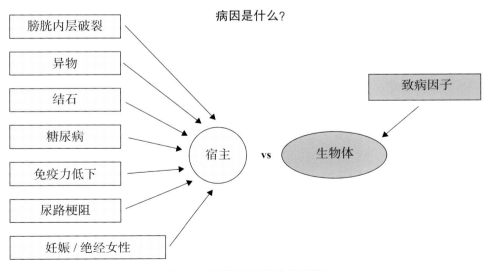

图 7.1　诱发尿路感染的因素

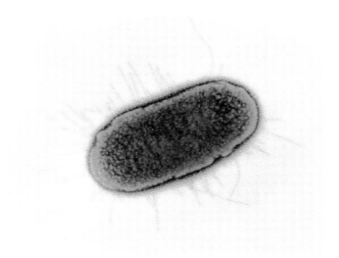

图 7.2　大肠杆菌 (Escherichia coli) 透射电镜照片，经过负染色以增强对比度。可注意突出的菌毛

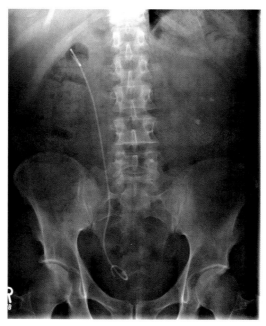

图 7.3　尿路平片显示右侧尿路支架和左侧肾结石

四、分类

尿路感染可以根据是否累计上、下尿路和感染为单纯性或复杂性来进行分类。上尿路与下尿路感染的特点在表 7.2 中进行了总结。

表 7.2　上下尿路感染的特性

下尿路感染	上尿路感染
尿频	发热
排尿困难	腰痛
耻骨上疼痛	呕吐
血尿	

单纯性尿路感染是结构和功能正常的尿道发生的感染。与之相反，复杂性尿路感染发生在解剖或功能上具有潜在异常的尿道。二者的区别十分重要，因为这会影响到急性期的管理和之后的随访。有一些因素提示存在复杂性尿路感染并指导下一步的检查（框 7.1）。

框 7.1　提示潜在的复杂性尿路感染的因素

- 男性
- 医院获得性感染
- 妊娠
- 留置导尿管
- 近期进行过尿道干预
- 尿道的功能或解剖学异常
- 糖尿病
- 免疫抑制

五、女性复杂性尿路感染的管理

近一半的女性会在一生中至少经历一次尿路感染。诊断基于病史和尿液检查。尿常规试纸检查是一项简单的床旁检查。该检查利用带有各种标记片的试剂条，分别特异性地对血液、蛋白质、白细胞和亚硝酸盐产生酶依赖性的颜色变化（图 7.4）。亚硝酸盐通常不会出现在尿液中，但很多革兰氏阴性

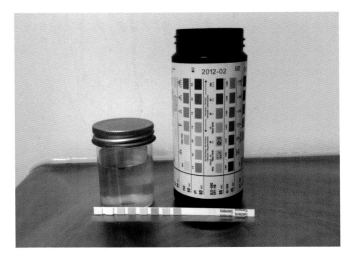

图 7.4　尿液试纸

菌可以将硝酸盐转化为亚硝酸盐。亚硝酸盐和白细胞试纸联合诊断尿路感染的敏感性高达88%。诊断女性单纯性尿路感染不需要常规进行尿液镜检和尿液培养。只有当女性存在复杂性尿路感染的危险因素，或感染反复发作，或感染经抗生素治疗无效，才需要根据当地的指南进行尿液镜检和尿液培养。最近的研究表明细菌耐药性在上升，尤其是对甲氧苄氨嘧啶和阿莫西林联合克拉维酸的耐药性。患者应该接受常规基本的医疗随访以确保治疗已经成功。除非患者出现上尿路感染、复杂尿路感染、反复感染或妊娠的迹象，否则无须开展进一步检查（框7.2）。

框 7.2　单纯性尿路感染的女性患者需要进一步检查的指征

• 出现上尿路感染的体征
• 对抗生素治疗无效
• 感染反复发作
• 有提示复杂尿路感染的因素
• 妊娠

　　少数情况下，患者可表现出尿路感染的症状，镜检和尿培养没有发现微生物生长，但尿液分析持续有白细胞，即无菌性脓尿。革兰氏镜检的细菌的

敏感度约为 90%，但结果与患者液体摄入量、取材方法和运输次数有关。当出现症状持续、镜下血尿或无菌性脓尿时，患者应该转诊给泌尿外科进行评估，以排除潜在的恶性疾病或非典型感染，如结核。

六、肾盂肾炎与脓毒症的管理

肾盂肾炎即累及肾脏和肾盂的上尿路感染。临床表现为腰痛、发热，通常还伴有白细胞增多、阳性尿液分析以及脓毒症体征。患者可能会描述此前有下尿道感染病史。鉴别诊断包括阑尾炎、胆囊炎、肺炎和其他来源引起的败血症。如果患者有发热但没有感到全身不适，可以在全科进行处理。EAU 指南推荐口服喹诺酮类抗生素 7 天作为一线疗法。

然而，如果患者出现脓毒症体征且出现全身症状（框 7.3），应该收住入院静脉使用抗生素治疗，并通过尿道 X 线平片和肾脏超声以检查是否存在上尿路梗阻、结石，或更罕见的、由于气肿性肾盂肾炎引起的肾脏周围气体聚集。

框 7.3　脓毒症继发全身炎症反应综合征诊断标准，需满足以下条件至少两点

- 体温升高至 > 38℃，体温降低至 < 36℃
- 未服用 β 受体阻滞剂时，心动过速 > 90 bpm
- 呼吸频率增加，> 20 brpm，或 pCO_2 < 4.3 kPa
- 白细胞计数 > 12000 个 / mm^3 或 < 4000 个 /mm^3

七、复发性尿路感染

复发性尿路感染为 6 个月内超过两次，或 12 个月内超过 3 次的尿路感染。在感染急性期，这类患者的管理和单纯性尿路感染一致，但需要进一步检查以排除细菌持续存在的因素，如泌尿道结石、膀胱排空障碍或膀胱肿瘤生成。患者应当行尿道平片和泌尿道超声检查，包括残余尿测定。大于 40 岁的患者或持续镜下血尿的患者应该考虑行膀胱软镜检查。

当可逆性因素被排除后，这些患者可采取多种方式进行管理。首先给予他们改变生活方式的建议，见框 7.4。低剂量预防性抗生素使用 (low dose prophylactic antibiotics，LDPA) 与安慰剂相比，可降低复发率，最高达到 95%。LDPA 的最佳用法和用量尚不明确，但应该轮换使用不同抗生素类型以防止细菌耐药性生成。

框 7.4　复发性尿路感染女性患者的保守治疗

- 增加液体摄入量
- 二次排尿
- 停止使用泡澡用品
- 绝经女性可局部使用雌激素软膏
- 性交后排尿

八、特殊情况

（一）妊娠期尿路感染

妊娠期和非妊娠期女性发生菌尿的概率是相似的。然而，妊娠期间女性会发生一系列解剖和生理上的变化，使得女性患尿路感染的风险升高。子宫体积增大，膀胱向前侧和上方移位，可能影响尿流和膀胱排空。同时，在机械梗阻及孕激素所致平滑肌舒张两者的共同作用下，上尿路扩张。约 4% 的妊娠期妇女有无症状性菌尿，其中 20%～40% 会在妊娠期进展为肾盂肾炎，该风险会延续至分娩后，威胁母亲和新生儿的身体健康。因此，女性在整个妊娠期间都需要进行筛查，菌尿应及时予以抗生素治疗。

（二）男性尿路感染和前列腺炎

男性尿道较长，尿路感染较少发生，所以确诊为尿路感染需怀疑有潜在的并发症，如膀胱流出道梗阻（图 7.5）。此时需要进行泌尿科评估。除了进行女性尿路感染需要的常规检查外，男性还应当详尽采集下尿路症状的病史，行前列腺直肠指检，以及行尿流率检查和残余尿检查。检查前列腺时，应当特别留意其大小、质地、对称性和可能提示前列腺炎的触痛。

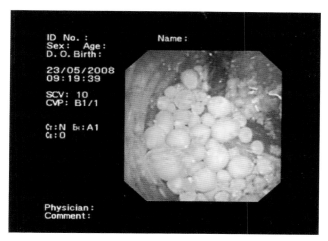

图 7.5　多发性膀胱结石。患者男性，患有尿路感染和前列腺所致膀胱流出道梗阻

　　前列腺炎即前列腺的感染或炎症，因此既可以在尿路感染时发生，也可在无感染时发生。诊断细菌性前列腺炎的有效方法是改良 Stamey 试验，在前列腺按摩前、按摩时和按摩后分别取不同段的尿液。细菌性前列腺炎确诊后，应该用六周疗程的喹诺酮类抗生素治疗。炎症性前列腺炎属于慢性盆腔疼痛综合征的范畴，应当恰当地管理。

（三）附睾睾丸炎

　　附睾炎引起附睾的疼痛和肿大。通常急性起病，常为单侧。年轻男性多因性传播患病，其中约 2/3 的病例可以分离出沙眼衣原体。孤立的睾丸炎较少见。最常见的睾丸炎类型为流行性腮腺炎性睾丸炎，在青春期后感染流行性腮腺炎的患者中占到 20%～30%。当炎症同时累及附睾和睾丸，称附睾睾丸炎。除非检测到衣原体时应该用多西环素治疗，其他情况下喹诺酮类抗生素为一线疗法。

（四）上尿路梗阻并发感染

　　属于泌尿科急症，通常因结石阻塞输尿管引起。患者经过初步抢救和静脉用抗生素之后，梗阻侧必须及时引流。对于脓毒症患者，引流最好通过经皮肾造瘘术完成，该操作在局部麻醉下借助放射学的引导完成。该操作避免了需要在全麻下逆行支架植入的操作，可以直接测量排尿量，引流患侧肾脏，并且可以获取脓液以进行微生物学分析。尿路梗阻的病因可在患者一般情况良好后再进行处理。

延伸阅读

［1］ Naber KG, Bishop MC, Bjerklund-Johansen TE, et al (2007). Guidelines on the Management of Urinary and Male Genital Infections. European Association of Urology, http://ww.eau.org.

［2］ Foxman B. Epidemiology of urinary tract infections: incidence, morbidity, and economic costs. Am J Med 2002 Jul 8; 113 Suppl 1A: 5S–13S.

［3］ Devill'eWL, Yzermans JC, van Duijn NP, et al. The urine dipstick test useful to rule out infections. A meta-analysis of the accuracy. BMC Urol 2004 Jun 2; 4: 4.

［4］ Williams GJ, Macaskill P, Chan SF, et al. Absolute and relative accuracy of rapid urine tests for urinary tract infection in children: a meta-analysis. Lancet Infect Dis 2010 Apr; 10(4): 240–50.

［5］ Albert X, Huertas I, Pereiró II, et al. Antibiotics for preventing recurrent urinary tract infection in non-pregnant women. Cochhrane Database Syst Rev. 2004; (3): CD001209.

（任善成　译）

第八章 前列腺癌

Simon R. J. Bott，Stephen E. M. Langley

概述

1. 前列腺癌是最常见的男性实体肿瘤。
2. 目前确定的前列腺癌风险因素包括高龄、种族及遗传。
3. 前列腺癌初诊时往往表现为 PSA 升高而无临床症状。
4. 目前多数国内和国际的泌尿外科专业协会不推荐在人群中行 PSA 筛查。
5. 根治性前列腺切除术、外放射治疗及近距离放疗对于局限性前列腺癌具有近似的治疗效果。

一、引言

前列腺癌是最常见的男性实性恶性肿瘤，在英国每年约有 36 000 例确诊患者。虽然对于部分患者而言前列腺癌是惰性肿瘤，但其仍然仅次于肺癌居于男性致死肿瘤的第二位。

目前确定的前列腺癌风险因素包括高龄、种族及遗传。占总数 1/10 的病例明确与遗传相关。家族中如有一位确诊前列腺癌患者，其一级亲属患病概率增高至少 1 倍，如果有两位或以上一级亲属确诊，则患病概率增高 5～11 倍。

二、临床表现

前列腺癌通常经 PSA 筛查发现而并无临床症状。除非肿瘤突破包膜，膀胱出口梗阻引起的排尿症状（排尿踌躇、排尿不畅及排尿不尽）多由良性前列腺增生导致。不到 1/5 的患者就诊时表现为转移症状，如骨痛、脊髓压迫、乏力、体重减轻及贫血等。

进行 PSA 检测前，患者应充分了解相关检查的有利及不利因素与可能的治疗方案（图 8.1）。由于前列腺癌多发于邻近直肠的外周带，体积大于 0.2 mL 的肿瘤可能被触及，因此可疑的前列腺癌患者均应行经直肠指检。直肠指检检查异常或者 PSA 升高是进行前列腺活检的指征。

经直肠超声（transrectal ultrasound，TRUS）引导下的前列腺活检是在局麻下进行并预防性使用抗生素。经直肠超声探头置入直肠后，在前列腺的肿

PSA 检测的优势：

1. 可能早于临床症状出现前发现前列腺癌。

2. 可能在肿瘤能够治愈或者治疗可以延长寿命的早期发现肿瘤。

3. 重复 PSA 检测可能为确诊前列腺癌提供有价值的信息。

PSA 检测的局限性：

1. 不足以确诊（可能仍需要活检）。

2. 并非前列腺肿瘤特异性的。

3. 部分肿瘤中 PSA 可能不会升高，从而提供了错误的安慰信息。

4. 部分经 PSA 筛查发现的隐匿性肿瘤可能终其一生也不引起临床症状。

5. 单次的 PSA 检查不能将那些处于早期阶段但会进展迅速的侵略性肿瘤从非侵略性肿瘤中鉴别出来。

图 8.1　PSA 检测的优势及局限性（英国 NHS 癌症检测及研究项目）

瘤易发区域取出 8 ～ 12 针的穿刺活检组织。探查时感觉或呈现异常的区域也要取穿刺活检。由于超声不能显示多数的前列腺癌灶，因此经直肠超声会漏诊 10% ～ 20% 的患者。对于活检结果阴性但仍怀疑前列腺癌的患者，可能需行范围更大的系统性的经会阴前列腺模板穿刺（图 8.2）。对于经直肠超声活检结果阴性或者不确定的仍怀疑前列腺癌的患者，模板穿刺活检可以进一步检出其中 40% 的漏诊患者。

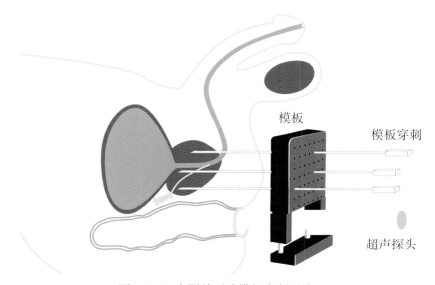

图 8.2　经会阴前列腺模板穿刺活检

三、PSA 筛查

筛查的范围可包括无症状人群的 PSA 检测、对主动要求检查的男性或者对有下尿路症状的男性患者的机会性检测。这两种类型的目的都在于降低前列腺癌死亡率并改善生存质量。

一项正在进行的欧洲 PSA 筛查研究在近期报道，经过 8 年的 PSA 筛查后，前列腺癌相关死亡率下降了 20%，但也伴随着更高的过度诊断和过度治疗的风险。该项研究中，为了预防 1 位患者因前列腺癌导致的死亡，总计 1410 位患者需行 PSA 筛查，其中 48 位患者需要治疗。PSA 筛查确实降低了 41% 的转移病例，因此越长时间的随访，筛查带来的收益越大。一项来自瑞典的中位随访 14 年的筛查研究显示，前列腺癌患者的死亡率下降了 44%。在这项研究中，为了预防 1 位患者的死亡，293 位患者需行 PSA 筛查，其中 12 位患者要接受治疗，这一数据堪比乳腺癌筛查研究。

尽管尚无定论，目前基于人群的 PSA 筛查依然不被世界卫生组织或者大多数国家和国际泌尿外科专业协会所推荐。然而，一旦患者被充分告知 PSA 监测的优缺点后，机会性筛查是可推荐的。

目前世界卫生组织或者多数国家和国际泌尿外科专业协会均不推荐基于人群的 PSA 筛查，尽管这种筛查仍在审查中。然而，一旦患者被充分告知 PSA 筛查的优缺点后，机会性筛查是可推荐的。

四、前列腺癌的评估

前列腺癌患者的治疗方案的选择取决于 PSA 水平、肿瘤分级（侵袭性）、分期（侵袭范围）及伴随疾病。

前列腺癌通常为多灶性疾病。基于腺体结构的 Gleason 病理分级，从前列腺穿刺或 TURP 中获取的独立肿瘤病灶可以分为 5 级（1～5 分）。Gleason 评分由最大病灶和次大病灶的分值相加而来，2 分表示侵袭性最低，而 10 分表示侵袭性最高。Gleason 评分是前列腺癌相关死亡的强力预测因子。

前列腺癌的局部分级主要基于直肠指检，有时需要 MRI 扫描来进一步评估。对于存在转移风险的患者可行 MRI/CT 检测盆腔淋巴结转移和用核素骨扫描检测骨转移（图8.3）。目前，TNM 分期是国际公认的肿瘤分期系统（框8.1）。

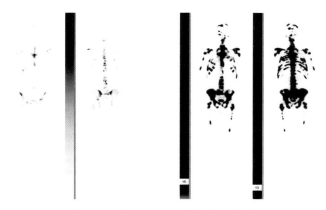

图 8.3　骨扫描显示多发性骨转移

框 8.1　前列腺癌 TNM 分期 (国际抗癌联盟，2009)

T　原发肿瘤

T_1　不能被扪及或影像学检查无法发现的临床隐匿肿瘤

　　T_{1a} 偶发肿瘤体积≤TURP 切除组织体积的 5%

　　T_{1b} 偶发肿瘤体积>TURP 切除组织体积的 5%

　　T_{1c} 穿刺活检发现的肿瘤

T_2　局限于前列腺内的肿瘤

　　T_{2a} 肿瘤限于单叶的 1/2

　　T_{2b} 肿瘤超过单叶的 1/2

　　T_{2c} 肿瘤侵犯两叶

T_3　肿瘤突破前列腺包膜

　　T_{3a} 肿瘤侵犯前列腺包膜（单侧或双侧）

　　T_{3b} 肿瘤侵犯精囊

T_4　肿瘤侵犯临近组织结构，如尿道外括约肌、直肠、肛提肌和（或）盆壁

N　区域淋巴结

N_0　无区域淋巴结转移

N_1　区域淋巴结转移

M　远处转移

M_0　无远处转移

> M_{1a}　有区域淋巴结以外的淋巴结转移
> M_{1b}　骨转移
> M_{1c}　其他器官组织转移
> 来源：2009 年 TNM 分期

如表 8.1 所示，以 PSA 水平、Gleason 评分及临床分期为基础，整合前述不同参数，由此形成一个前列腺癌风险评估系统以指导治疗。

表 8.1　局限性前列腺癌的风险分级（NICE 2008）

	PSA	Gleason 评分	临床分期
低危	< 10 ng/mL	和 ≤6	和 $T_1 \sim T_{2a}$
中危	10 ～ 20 ng/mL	或 7	或 $T_{2b} \sim T_{2c}$
高危	> 20 ng/mL	或 8 ～ 10	或 $T_3 \sim T_4$*

* 临床分期 $T_3 \sim T_4$ 代表局部进展性病变

五、治疗

前列腺癌患者可能面对多种治疗选择，因此所有病例均应经多学科会诊后给予最理想的个体化治疗方案。

六、局限性前列腺癌

局限性病变包括：

• 不能被扪及和影像发现的临床隐匿肿瘤（T_1）；

• 直肠指检或影像学检查提示局限于前列腺内的肿瘤（T_2）；

• 前列腺癌根治术后标本病理提示局限于前列腺内的肿瘤——pT_2（图 8.4）。

这些患者经根治性前列腺切除、外放射治疗及近距离放疗等根治性治疗后可能治愈。至今，尚无证据显示前述任一治疗方式比另一种更有效，而且均作为国家健康学会（NICE）的常规治疗手段。此外，NICE 也将冷冻治疗及高强度聚焦超声 (HIFU) 等列入可考虑的治疗措施，但由于其长期疗效不明确，目前仅在临床试验中应用。

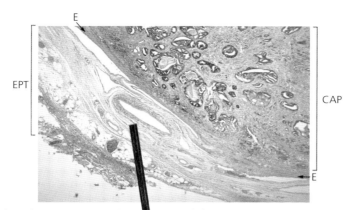

图 8.4　根治性前列腺切除术标本切片的 HE 染色显示前列腺癌灶（CAP）边界或前列
腺 "包膜"（E）及包膜外组织（EPT）

　　然而，由于前列腺癌是一种缓慢生长的肿瘤，因此一般只有预期寿命大于 10 年的患者才有可能受益于根治性治疗。而且，近半预期寿命超过 10 年的前列腺癌患者，即使不予治疗干预，其生存期及生存质量也不受影响，因此对于这部分患者，主动监测可能是更适当的治疗方式。

（一）主动监测

　　低危前列腺癌患者可接受主动监测（active surveillance，AS）治疗，其主要内容为密切 PSA 水平监测，部分方案也包括反复经直肠超声或模板穿刺活检。这一治疗策略着眼于减少根治性治疗并发症的发生，但也保证那些最终需要接受根治性治疗的患者可以在肿瘤仍可治愈的期间中转接受根治治疗。在主动监测的过程中，通常有 1/3 的患者由于疾病进展或自身意愿变化转而接受根治性治疗。虽然主动监测适用于许多低危局限性前列腺癌患者，但目前仍缺乏对起始高危病变适当的预测因子或对肿瘤随后进展的标志物。因此，对于一部分而不是所有的主动监测的患者，中转后续接受根治性治疗的效果不如一经确诊就接受根治性治疗的患者。

（二）根治性前列腺切除术

　　根治性前列腺切除术（radical prostatectomy，RP）需要外科切除整个腺体，这可以通过包括开放手术、腹腔镜手术及机器人辅助腹腔镜手术完成。大致来讲，前述各种不同术式其手术效果近似，但接受微创手术的患者恢复更快。

如同其他根治性治疗，前列腺癌根治术后患者 PSA 应降至不可测水平，但患者仍应接受至少 5 年的 PSA 监测以防复发。一旦术后病理提示为高危病变或术后发现 PSA 重新升高，辅助治疗或者补救性放疗的二线治疗措施可能有助于提高治愈率。

腹腔镜前列腺癌切除手术具有较高的技术要求和较长的学习曲线。据报道，机器人辅助腹腔镜手术有缩短学习曲线并保持腹腔镜手术术后恢复快的优点。在英国，受限于费用及设备，机器人手术目前尚集中于少数医疗中心，但其例数逐年增加。

（三）体外放射治疗

对于临床局限性前列腺癌患者，适形体外放射治疗（external beam radiotherapy，EBRT）作为手术之外的另一选项，具有近似的肿瘤治疗效果但其副作用不同（表 8.2）。在开始治疗前应制定治疗计划，并在 4.0～7.5 周疗程中每一天进行。放疗剂量受限于照射区域正常组织的耐受性，在英国要求总剂量不低于 74 Gy 或者是其等同的生物剂量。

调强放疗（intensity-modulated radiotherapy，IMRT）是对放疗的进一步改良。这一技术提高了射线对靶区解剖轮廓的适形性并因此减少对正常组织的照射剂量，使得将更高的放射剂量集中于前列腺从而减少毒副作用且增强疗效变为可能。但相关研究结果尚待发表。

放疗前常常先以促黄体生长激素释放素（luteinizing hormone relasing hormone，LHRH）激动剂行 3 个月的雄激素剥夺治疗（androgen deprivation therapy，ADT）。这一治疗可增加肿瘤对放射治疗的敏感性并缩小前列腺体积（减瘤效应），从而减小肿瘤负荷及射线对正常组织的副损伤。多个大规模试验证实，根治性放疗后，以 LHRH 激动剂进行至少 2 年的辅助 ADT 可使 Gleason 评分 8～10 分的高危前列腺癌患者的 5 年生存率获得显著提高。

表 8.2　根治性治疗的并发症

	根治性前列腺切除术	外放射治疗	近距离放疗
肠道症状	*	***	*
勃起功能障碍	***	**	*
尿路症状			
尿频 / 尿急		***	**
尿潴留	*	*	***
尿失禁	***	*	*

（四）近距离放射治疗

近距离放疗将放射源直接植入前列腺内，使高剂量射线围绕放射源在近距离释放，而避免影响正常组织。使用的放射源有两种：碘 125 粒子用于局限性前列腺癌的治疗，其特点为永久性、低剂量率；铱 192 粒子联合外放射治疗用于更高危和局部进展性前列腺癌的治疗，其特点为短期、高剂量率。

（1）低剂量近距离放疗：碘 125 粒子

低剂量近距离放疗一般用于中低危前列腺癌的治疗，它可以单独应用或者联合外放射治疗。首先经直肠超声探查后，患者行全麻在超声引导下通过 20～30 针穿刺将 120 个放射粒子经会阴植入前列腺（图 8.5）。这项操作通常为日间手术。至少 140 Gy 的放射剂量可被植入前列腺内。

（2）根治性治疗并发症

虽然前述 3 种根治性治疗的疗效接近，但是并发症的发生率有所不同。并发症的发生可能与前列腺癌的风险程度、治疗前症状及临床团队的经验相关。文献报道的并发症发生率差异巨大并存在不少争议。主要并发症详见表 8.2。

其他对于局限性前列腺癌的根治性治疗方法包括高强度聚焦超声和冷冻治疗。

（五）高强度聚焦超声

高强度聚焦超声（high intensity focused ultrasound，HIFU）将超声波聚焦于前列腺的病灶导致其温度升高而凝固坏死。该治疗在全麻下进行并可能需

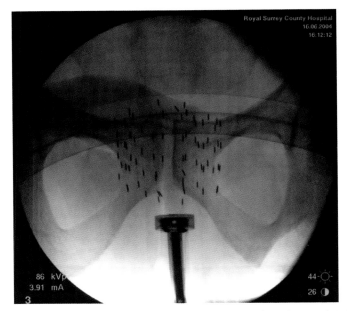

图 8.5　盆腔 X 线显示植入前列腺内的放射粒子及位于直肠内的经直肠超声探头

行经尿道前列腺切除术 (TURP) 以减轻治疗后症状。患者通常可在治疗当日出院但需留置尿管或耻骨上膀胱造瘘管数日。

（六）冷冻治疗

冷冻治疗使用液氩冰冻前列腺。在经直肠超声引导下，冷冻探针被置入前列腺将其降温至 −40℃ 导致细胞坏死。治疗中，温度监测探头应置于尿道括约肌等关键解剖结构处以防止邻近结构的损伤。

该治疗可以为日间手术，患者出院后需留置耻骨上膀胱造瘘管数日。与 HIFU 相似，患者信息需要遵守 NICE 的指南在国家数据库注册，因为其临床疗效仍需要接受复审。

七、局部进展期前列腺癌

局部进展期前列腺癌是指肿瘤突破前列腺包膜但尚无远处转移。可选治疗方案包括根治性前列腺切除加扩大盆腔淋巴清扫术、体外放射治疗联合应用 LHRH 激动剂的新辅助或辅助 ADT，在部分病例中可使用高剂量率近距离放疗。

有证据表明，对比放疗或 ADT 的单独治疗，二者联合可改善局部进展期前列腺癌患者的生存。根治性前列腺切除术的病例分析报道了与放疗联合 ADT 治疗相似的疗效，但是目前仍缺乏对比手术和放疗的随机临床试验。约半数接受根治性手术的局部进展期前列腺癌患者术后将接受放疗，也就是综合治疗，以提高癌症控制率。

高剂量率近距离放疗应用较少，其主要用于局限性高危前列腺癌及局部进展性前列腺癌。该治疗通常在短程外放射治疗之后进行。患者脊麻或全麻后，中空穿刺针在超声引导下置入前列腺。随后放射源经这些中空管置入靶区向周围组织释放射线。在 24/48 小时内患者经留置的中空针接受 1～3 次分期剂量。高剂量近距离放疗治疗结果理想，但目前只能在少数专科中心开展。

在部分伴有严重伴随疾病和局限性进展期无转移的前列腺癌患者中，行触发点 ADT 治疗后，观察和等待政策是可适用的。有证据支持这种方法在选择性的患者中不会影响前列腺癌特异的存活率。如果基线 PSA 大于 50 ng/mL 或者在 12 个月内 PSA 水平翻倍，ADT 可能要开始进行。ADT 的潜在副作用，要与虽然不显著但很重要的局部前列腺癌进展和转移导致的不良后果的改善寻找一种平衡，这些不良的后果包括输尿管梗阻、脊髓压迫、骨转移骨痛。作为一种单一的治疗，ADT 对于生存期的改善没有或者只有很小的作用。

八、转移性前列腺癌

转移性前列腺癌的治疗应包括泌尿外科、肿瘤内科、姑息治疗及专科护理支持的多学科协作。

在 1941 年，Huggins 和 Hodges 证实了去势及雌激素治疗对转移性前列腺癌的疗效。时至今日，手术或药物去势仍是转移性前列腺癌治疗的最基本组成部分。

去势治疗可通过手术切除整个睾丸或者仅仅是睾丸内容物而实现。去势治疗导致睾酮水平急剧下降（＜ 12 小时）至去势水平（＜ 20 ng/dL）。手术去势的主要缺点是对患者的心理影响。因此，药物去势（ADT）通常被优先选择，治疗药物为 LHRH 激动剂或者近来出现的 LHRH 拮抗剂。

LHRH 激动剂，包括戈舍瑞林、亮丙瑞林及曲普瑞林，作用于垂体并阻止促黄体生成素（luteinizing hormone，LH）及促卵泡激素（follicle-stimulating hormone，FSH）的分泌。占 85% 的患者睾酮水平在 2～4 周后降至去势水平。治疗初始，在 LHRH 激动剂首剂注射后 2～3 日，因 LH 及 FSH 升高可能导致"肿瘤爆发"或迅速进展。这一"爆发"现象可通过在首次注射前 3 天及注射后 3 周内使用睾酮拮抗剂加以预防，如醋酸环丙孕酮或比卡鲁胺。事实上，对于多数转移瘤负荷较小的患者，该肿瘤爆发现象仅表现为 PSA 升高；只有对于转移瘤负荷较大或骨转移患者，肿瘤爆发才有可能成为问题。

LHRH 类似物可以每 1、3、6 或 12 个月进行贮存注射。一些进行中的试验正在研究 ADT 是否可间歇进行从而在治疗间期减少并发症的同时保持疗效。

LHRH 拮抗剂（阿巴瑞克和地加瑞克）降低睾酮水平起效更快且不引起肿瘤爆发。目前被用于高负荷转移瘤患者的起始治疗，虽然治疗可能导致组胺相关副作用并且其长期疗效尚无确证。

九、激素抵抗性前列腺癌

在中位 24～36 个月的睾酮去势水平，肿瘤将发展为非雄激素依赖状态并复发，其首发症状为血清 PSA 升高。在这一阶段，占 5%～10% 的总生理血清雄激素水平的肾上腺雄激素，可以通过增加一种抗雄激素的治疗而达到手术或药物去势水平，如比卡鲁胺。如 PSA 进一步升高可通过撤退抗雄激素药物、氢化可的松或口服或经皮雌激素进行治疗。

对于部分激素抵抗性前列腺癌患者，以紫杉烷为基础的化疗可能提高其生存质量并延长约 2 个月总生存期。目前，还有其他一些药物正处于临床研究阶段。其中前景最佳的是醋酸阿比特龙，目前正在对该药在化疗前后的应用效果进行研究。

十、展望

提高对局限性疾病的确诊能力是对前列腺癌这一异质性疾病进行治疗的关键。通过提高影像及活检技术进行更为准确的风险分级将减少进行非必要治疗的患者数量。对于那些中低危肿瘤，通过局部消融技术靶向治疗病灶而不是整个前列腺有可能减少根治性治疗相关的副作用。如何甄别最需要治疗肿瘤及如何对患者进行随访仍旧是今后需要重点关注的问题。

对于更为严重的进展期肿瘤的多模式治疗方法应当能够提高最高危肿瘤患者的癌症治疗结果。随着我们对前列腺癌决定性基因及分子机制的认识提高，新的治疗靶点及治疗形式将被开始应用于各期前列腺癌。

延伸阅读

[1] Heidenreich A, Bolla M, Joniau S, et al. European Association of Urology Guidelines on Prostate Cancer 2010.

[2] National Institute for Health and Clinical Excellence. CG58. Prostate Cancer: Diagnosis and Treatment 2008.

（杜跃军　译）

第九章　膀胱癌

Pippa Sangster，Alan Thompson

概述

1. 膀胱癌是英国发病率排名第七的恶性肿瘤，其中男性较多见。

2. 吸烟和芳香胺类物质的接触史增加患病风险。

3. 最常见的临床表现是肉眼血尿。

4. 诊断应包括尿液试纸检测、尿液细胞学、膀胱镜检查和上尿路影像学检查。

5. 超过 90% 的膀胱癌是移行细胞癌，诊断时 80%～85% 属于浅表性膀胱癌。

6. 大部分浅表性膀胱癌可以在内镜下和膀胱内治疗。

7. 约 70% 浅表性肿瘤会复发。

8. 约 15% 浅表性肿瘤会进展。

9. 诊断时 15%～20% 属于肌层浸润性膀胱癌。

10. 肌层浸润性膀胱癌需要根治性治疗（膀胱切除或者放疗）。

11. 新辅助化疗被证实可以改善肌层浸润性膀胱癌患者的生存。

一、简介和流行病学

膀胱癌在英国是一种常见的疾病，在 2007 年有 10 091 例新诊断病例。作为英国最常见的泌尿系统肿瘤，膀胱癌占所有新诊断恶性肿瘤的 1/29，其中男女患者比例为 5∶2。膀胱癌的发病率在女性恶性肿瘤中排第十一位，在男性排第 4 位。膀胱癌常见于老年人群，80% 膀胱癌患者在初次诊断时的年龄超过 65 岁。

在英国，膀胱癌的死亡率在所有恶性肿瘤中排第八位。膀胱癌的生存率在过去 30 年里有明显的提高。约一半的患者可以存活至少 10 年，年龄较小的患者的长期生存率更高。

- 57% 男性患者存活 > 5 年
- 47% 女性患者存活 > 5 年

膀胱癌最主要的危险因素是吸烟。吸烟可以使膀胱癌发生的风险上升 2 倍，同时也增加肿瘤的远期死亡风险。接触二手烟的儿童的终身患膀胱癌风险也增加 40%。

有许多职业暴露同样也与膀胱癌的发生有关。最常见的危险因素包括芳香胺类物质，常见于印刷、美发、铁铝加工、工业涂装、天然气和焦油加工业。

二、临床表现

80% 的膀胱癌患者出现无痛性肉眼血尿（painless visible haematuria）。

膀胱癌的其他症状包括排尿困难、尿急和膀胱区疼痛，但是浅表性膀胱癌（superficial bladder cancer）较少出现此类症状。血尿伴疼痛是令人担忧的征兆，合并了刺激性症状可能预示着肌层浸润性病变（muscle-invasive disease）或者原位癌（carcinoma in situ，CIS）。腰部疼痛可能是输尿管梗阻的征象，极小部分患者可能同时出现盆腔包块或恶病质的症状和体征。

本书第二章介绍了转诊至"一站式"血尿诊所的指南。

三、实验室检查

（一）尿液试纸检测

血尿包括了显微镜下血尿（肉眼不可见，仅尿常规提示或者显微镜下可见）及肉眼血尿。由于制造商不同，尿液试纸的灵敏度也各异。但是一般认为有临床意义的血尿通常在 1+ 或者更高，微量血尿可以被认为是阴性结果。血尿的定义是经过离心后的尿沉渣在一个显微镜高倍视野超过 3 个红细胞。尿液试纸的原理是血红蛋白中的过氧化物酶可以与试纸上的色原体发生活性反应导致颜色出现变化，而颜色的变化程度与存在的红细胞量直接相关（图 1.1）。因此，尿液试纸的阳性结果提示可能存在血尿、血红蛋白尿或者肌红蛋白尿。

假阳性可以出现在被月经污染的尿液、脱水（浓缩了红细胞的数量）和运动状态。如果试纸试验在有漂白粉和含有过氧化氢的清洁剂附近完成，则也有可能导致假阳性。

（二）中段尿

血尿是尿路感染的常见表现。当感染治愈后，应该再次进行尿液试纸检查确定治疗后血尿已经消失。尿路感染（无论是否伴有血尿）也可能是泌尿生殖系统恶性病变最初的临床表现，因此当临床有怀疑恶性病变时，应给予进一步检查。

当尿液试纸提示白细胞和亚硝酸盐均为阴性时，可排除尿路感染。但是当尿液白细胞升高时，应进行中段尿检测和培养以排除尿路感染。

（三）尿液细胞学

尿液细胞学检查的样本最好是上午一次排尿的全部尿液（非晨尿）。尿液样本在收集后应该马上处理。尽管尿液细胞学是诊断尿路上皮癌的有用的方法，但是阴性结果并不能排除恶性肿瘤。移行细胞癌大部分属于低级别浅表性肿瘤，而尿液细胞学检查对于这类肿瘤的敏感性很低。大部分文献报道对于低级别肿瘤的敏感性仅为 10%～30%，而高级别肿瘤的敏感性可高达 90%。尽管特异性高，单纯尿液细胞学检查并不能对肿瘤进行定位。因此，阳性的尿液细胞学结果提示需要进一步检查。

感染、结石或者内镜检查和腔内灌注治疗造成的反应性改变都可以导致假阳性结果。

目前还有一些膀胱癌的尿液生物标记物如核基质蛋白 22（NMP22）、膀胱肿瘤抗原（BTA）和端粒酶等。总体来说，这些新型的标记物的敏感性高于尿液细胞学检查，但是特异性较低。这些标记物的费用较高，且并不足够优于膀胱镜并取而代之，因此仍是非必要的开销。

（四）影像学检查

所有出现显微镜下血尿的患者都应该进行 X 光平片、肾脏超声以排除结石、肾脏肿块、肾积水及膀胱的充盈缺损。如果患者出现无痛性肉眼血尿，应该根据膀胱镜的结果决定是否进行下一步的检查。IVU 可以发现肾盂肾盏及输尿管的充盈缺损改变，以及肾积水，但是目前很多医院都常规使用 CTU 取代 IVU。CTU 的缺点是较 IVU 放射暴露剂量更大，其高昂费用和普及也限制了它的使用（图 9.1）。

（五）膀胱镜检查

膀胱镜检查一般由泌尿外科医生进行操作，可以观察尿道、前列腺、膀胱颈及膀胱内情况。膀胱镜检查通常在局部麻醉下进行，一般需要 2 分钟左右。软性膀胱镜在通过尿道进入膀胱的过程中持续灌入生理盐水（图 9.2），使腔内充盈以便于观察。当膀胱充分充盈时，患者可能会感觉到尿意。当发现膀胱腔内病变时，则需要在全麻下使用更大的硬性膀胱镜进行病变部位的

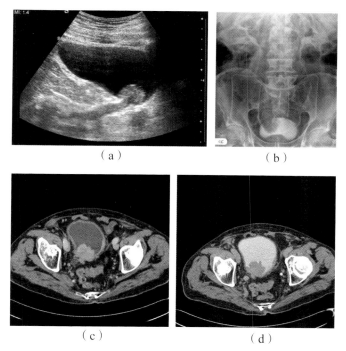

（a）　　　　　　　　　　（b）

（c）　　　　　　　　　　（d）

图 9.1　膀胱癌在不同影像学检查表现出的充盈缺损改变：（a）超声检查；（b）IVU；
（c）和（d）CT

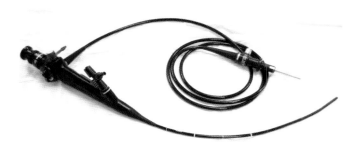

图 9.2　软性膀胱镜

活检或者切除。

（六）荧光膀胱镜检查

荧光膀胱镜是一种结合了更高级光学技术的膀胱镜，也被称为光动力诊
断（photo-dynamic diagnosis，PDD）。检查前先通过尿管向膀胱腔内灌注药

物（5- 氨基乙酰丙酸或其己基酯，商品名 Hexvix）。这种药物可以在正常细胞中被代谢为血红素，不产生荧光。而在肿瘤细胞中可能由于缺铁的影响而形成原卟啉 IX（protoporphyrin IX，在蓝光中可显荧光）并累积。在膀胱镜检查期间通过蓝光照射会激发肿瘤部位产生红色荧光，因此对肿瘤的检出率可能高于传统白光膀胱镜。多项研究显示光动力诊断可以提高膀胱肿瘤的检出率，特别是扁平样原位癌（CIS），可以使切除更充分，从而降低早期复发率，但是并不能改变肿瘤进展的风险。目前光动力诊断存在的问题是特异性仍然较低。

欧洲泌尿外科学会目前推荐利用荧光膀胱镜进行 CIS 的诊断（图 9.3）。

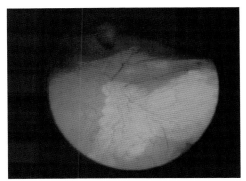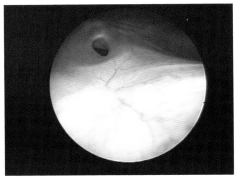

图 9.3　原位癌（CIS）在荧光膀胱镜（左）和常规膀胱镜下的表现

目前也有研究显示窄带光谱成像（narrow band imaging，NBI）膀胱镜同样可以增加膀胱癌的检出率。

四、分类与分期

超过 90% 的膀胱癌为移行细胞癌（transitional cell carcinoma，TCC）。其余 5%～10% 包括鳞状细胞癌、腺癌、肉瘤、小细胞癌或者从身体其他来源的继发性肿瘤。

国际抗癌联盟（Union Internationale Contre le Cancer，UICC）在 2009 年发布的 TNM 分期方法目前被广泛应用，75%～85% 患者在初次诊断膀胱癌时肿瘤局限于黏膜层（Ta 期、CIS）或者黏膜下层（T_1 期）。

　　膀胱癌的预后主要取决于肿瘤分级、浸润深度和出现扁平样原位癌（CIS）（框 9.1 和图 9.4）。

框 9.1　2009 版膀胱癌 TNM 分期

T　原发肿瘤

T_X　原发肿瘤不能评估

T_0　无原发肿瘤证据

T_a　非浸润性乳头状癌

Tis　原位癌（扁平样肿瘤）

T_1　肿瘤侵犯粘膜下层结缔组织

T_2　肿瘤侵犯肌层

　　T_{2a}肿瘤侵犯浅肌层（内 1/2）

　　T_{2b}肿瘤侵犯深肌层（外 1/2）

T_3　肿瘤侵犯膀胱外组织

　　T_{3a}镜下侵犯

　　T_{3b}大体可见侵犯（膀胱外肿物）

T_4　肿瘤侵犯以下任一组织：前列腺、子宫、阴道、盆壁或腹壁

　　T_{4a}肿瘤侵犯前列腺、子宫或阴道

　　T_{4b}肿瘤侵犯盆壁或者腹壁

N　淋巴结

N_X　区域淋巴结不能评估

N_0　无区域淋巴结转移

N_1　真骨盆内单发淋巴结转移（髂内、闭孔、髂外、骶前区）

N_2　真骨盆内多发淋巴结转移（髂内、闭孔、髂外、骶前区）

N_3　髂总区淋巴结转移

M　远处转移

M_0　无远处转移

M_1　远处转移

来源：2009 年 TNM 分期

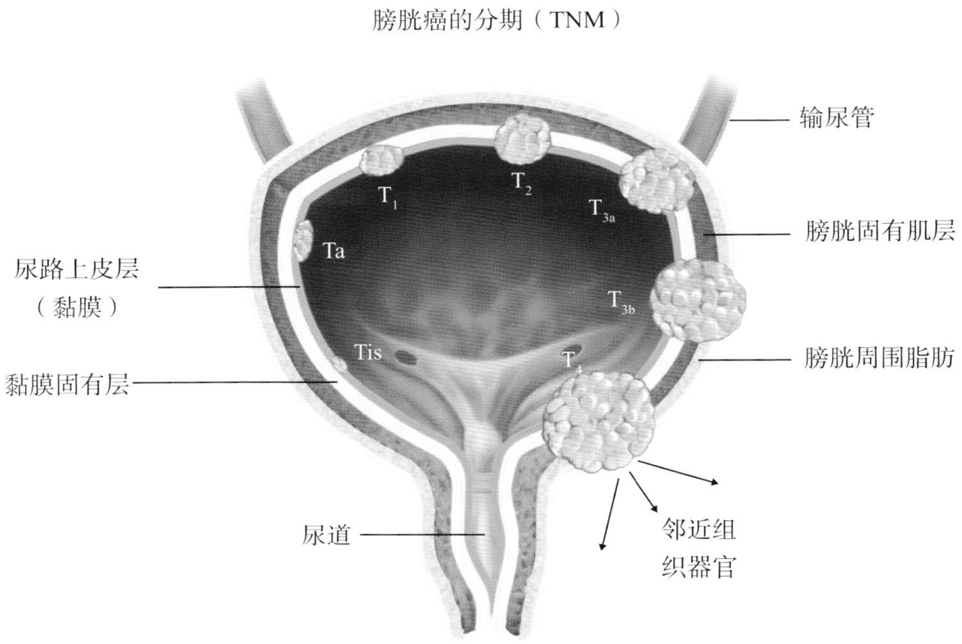

膀胱癌的分期（TNM）

图 9.4　膀胱肿瘤原发肿瘤分期（T 分期）（2009 年 TNM 分期）

大多数病理医生目前仍然采用 1973 年世界卫生组织的分类方法，根据细胞分化的情况将移行细胞癌分为三个等级：

1 级：分化好；

2 级：中等分化；

3 级：分化差。

五、治疗

（一）浅表性膀胱癌（Ta、T_1 和 CIS）

浅表性膀胱癌占所有新诊断膀胱癌的 70% ～ 80%（图 9.5）。大部分此类肿瘤出现进展至转移的风险很低，但是如何识别出容易出现进展的患者非常重要。浅表性膀胱癌的治疗是一个长期的过程，特别是对于复发频率高或者伴有 CIS 的患者需要进行终身随访。浅表性膀胱癌包括了三种分类（Ta、T1

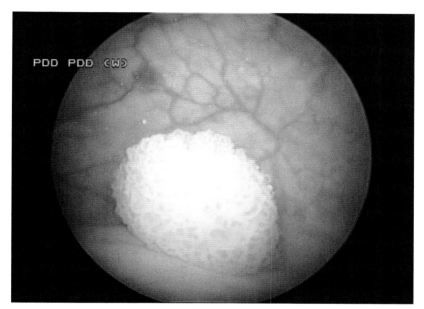

图 9.5　浅表性膀胱癌在膀胱镜下的表现

和 CIS)，尽管这三类肿瘤的处理方法基本相同，包括了内镜下切除和膀胱腔内灌注治疗，但是这三类肿瘤的预后不同，部分肿瘤特别是 CIS 和 G3pT1 肿瘤的进展风险非常高，因此将这三类肿瘤都归类为浅表性膀胱癌这一分类方法存在争议。

（二）低危肿瘤（1～2 级）

此类肿瘤的治疗目标是通过 TURBT 切除所有肉眼可见的肿瘤并且取肿瘤下方的膀胱肌层组织以进行准确的病理分期。手术通常在全身麻醉下进行，一般需要短暂的住院。该手术的并发症主要包括感染、血尿、膀胱穿孔和尿道狭窄。

这一类低风险的肿瘤被完整切除后早期复发的风险仅为 30%，进展的风险仅为 15%。

目前推荐患者在接受手术的同时接受一次丝裂霉素 C（mitomycin C）膀胱灌注。术后 24 小时内进行一次膀胱灌注可以使膀胱癌的复发风险降低 39%。

这种低危肿瘤部分患者可能会出现多发的复发病变，需要反复入院再次手术治疗。这类患者可以进行 6 周，每周一次的膀胱灌注化疗。

随访期间膀胱镜检查的频率应该根据患者的复发风险决定。低危患者在术后 3 个月复查膀胱镜时如果没有发现肿瘤复发，可以在术后 9 个月再次接受膀胱镜检查，然后 5 年内每年接受一次膀胱镜检查。而高危患者需要更长期的膀胱镜检查随访（见后）。

（三）高危肿瘤（CIS 或 3 级）

如果初次 TURBT 的病理报告显示高级别非肌层浸润性肿瘤，或者考虑初次手术切除不彻底，应建议患者早期接受二次 TURBT。

高危肿瘤患者出现复发和进展的风险很高。这类患者可以考虑接受卡介苗（Bacillus Calmette-Guerin, BCG）膀胱灌注治疗作为保留膀胱的方法，也可以早期接受膀胱切除术。目前认为 BCG 的作用原理是附着于膀胱的尿路上皮并介导免疫反应从而减少膀胱肿瘤复发率和进展的风险。BCG 治疗前 6 周应每周灌注一次，每次保留 2 小时。3 个月后再次连续灌注 BCG 6 周，然后每隔 6 个月连续灌注 6 周直至术后 3 年，期间应该规律进行膀胱镜检查了解有无复发及进展。

膀胱肿瘤复发次数逐渐增多、肿瘤分级分期增加或出现 CIS 可以被称为 BCG 治疗失败，这是接受膀胱切除术的指征。

高危浅表性膀胱癌不应进行放疗。

六、肌层浸润性膀胱癌

15%～20% 膀胱癌在初次诊断的时候就已经出现了肌层浸润。初始治疗包括了 TURBT 切除突入腔内的肿瘤以获得明确的诊断。在与手术相同的麻醉状态下进行双合诊检查以帮助决定治疗方式。胸部、腹部和盆腔的 CT 检查需要完善以完成肿瘤分期。如果怀疑存在骨转移，可行骨扫描检查。

以往对于身体情况良好的肌层浸润性膀胱癌患者的治疗金标准是推荐尽早接受膀胱切除术，而对于年龄较大或身体情况不适合手术的患者，则建议行放射性治疗。患者应该被告知上诉三种方案均可以作为控制肌层浸润性膀胱癌的选择，因为目前尚无证据显示任一方案的远期生存率优于其他方案。患者应咨询外科医生和肿瘤科医生，一起讨论选择如下治疗方案。

1.膀胱切除术伴或不伴原位新膀胱重建术（利用肠道重新构建储尿囊以替代膀胱，图 9.6）。

2.外照射放疗。

3.选择性的保留膀胱治疗（根据新辅助化疗的反应决定施行膀胱切除术或者放疗）。

一个对多项随机对照研究的 Meta 分析显示：新辅助化疗（通常使用吉西他滨和顺铂方案）可以明显改善患者的生存率，因此推荐应用于所有肌层浸润性膀胱癌的患者。

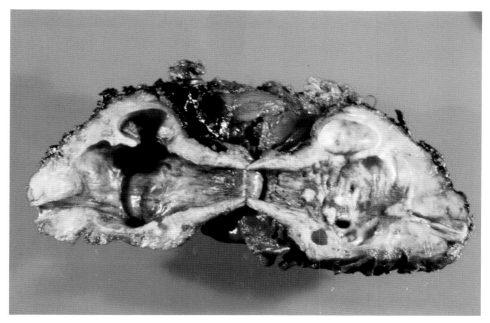

图 9.6 膀胱切除术的大体标本

延伸阅读

［1］ European Association Urology Guidelines. http://www.uroweb.org/.

［2］ British Association of Urological Surgeons. http://www.baus.org.uk/.

［3］ Office for National Statistics, 2010 Cancer Statistics registrations. Registrations of cancer diagnosed in 2007, England. Denzinger S, Wieland WF, Otto W, Filbeck T, Knuechel R, Burger M. Does photodynamic transurethral resection of bladder tumour improve the outcome of initial T1 high-grade bladder cancer? A long-term follow-up of a randomized study. BJU Int 2008 Mar; 101(5): 566–9. Epub 2007 Nov 5.

［4］ Sylvester RJ, et al. (2004) A single immediate postoperative instillation of chemotherapy decreases the risk of recurrence in patients with stage Ta T1 bladder cancer: a meta-analysis of published results of randomized clinical trials. J Urol 171: 2186–90.

（刘 皓 译）

第十章　肾癌

Esther McLarty，Jonathan Aning，Simon J. Freeman

概述

1. 在全世界确诊的癌症中，肾细胞癌占 **2%**，并在肾脏恶性肿瘤中占大多数。

2. 肾细胞癌的发病率正在上升，因为越来越多的断层成像技术的应用，越来越多过去往往被遗漏的小体积的、低分期的、无症状的肾细胞癌被诊断出来。

3. 手术是唯一被证实可以治愈局限性肾癌的治疗方法。肾部分切除应该被考虑。

4. 新一代靶向药物的治疗提高了转移性疾病患者的生存率，这些治疗方法的应用将继续发展。

5. 肾盂和输尿管的移行细胞癌较少见，与膀胱癌有相似的危险因素。

一、引言

肾癌（renal cancer）是一种相对少见但可能致死的泌尿系统恶性肿瘤。85%的肾癌源于肾实质中的肾小管细胞的腺癌或肾细胞癌（renal cell carcinomas，RCC）（图10.1）。约10%肾恶性肿瘤源于肾盂或输尿管的尿路上皮细胞，被定义为移行细胞癌。

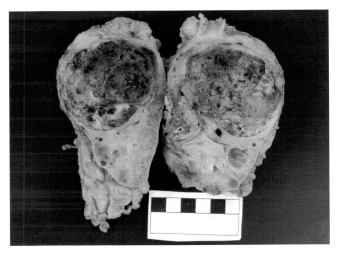

图10.1　肾脏上极部肿瘤

二、流行病学

RCC占全世界诊断癌症的2%，发病高峰在60～70岁，男女之比为1.5∶1。50%的RCC患者死于该病，25%的患者出现转移。

英国 RCC 发病率呈上升趋势，每年确诊病例超过 6000 例。在行非针对肾脏的检查时，日渐增多应用断层成像，发现了更多原来难以发现的小的、无症状的肾脏占位。

三、病因学

大多数 RCC（98%）是散发性的，2% 发生在具有遗传易感性的个体中。对有 RCC 家族史的患者的研究使我们对 RCC 发生的认识取得了重大进展。

（一）环境因素

肾癌在发达国家很普遍，人口研究发现与肾癌相关的危险因素是吸烟、肥胖和低社会经济地位。从低发病率人口到西方社会的移民可能会增加患 RCC 的风险。营养被认为在减少风险方面发挥了重要作用，水果、蔬菜、适度饮酒和某些维生素都被证明有保护性作用。

（二）解剖性因素

先天性和后天性解剖异常，如马蹄形肾和后天性肾囊性疾病，都增加了肾癌的患病风险。

（三）医学因素

高血压与肾癌的风险增加有关。接受透析的患者患肾癌的风险增加了 3 ~ 4 倍。服用免疫抑制的肾移植患者，其非移植肾也被认为有更高的肾癌风险。至今还没有确凿的证据表明尿路感染和肾结石会使患者更易患肾肿瘤。

（四）遗传因素

一些罕见的遗传疾病会使他们患肾癌的风险大大增加。这些肾肿瘤通常是早期发生、多灶或双侧的。

Von Hippel-Lindau（VHL）综合征是一种常染色显性遗传病，在活胎出生中的发生率比约为 1/36 000，其特征见表 10.1。VHL 综合征的发生是由于肿瘤抑制基因 3p25-26 双链拷贝缺失所致。这导致了血管内皮生长因子（VEGF）的上调，而 VEGF 是 RCC 中的关键的血管生成因子。VHL 综合征患者有 50% 的概率发生 RCC，病理类型是透明细胞癌。患者亲属应该接受基因咨询和监测，并列入临床监测项目。

遗传性乳头状肾细胞癌是一种常染色体显性遗传性疾病，其特点是多发的乳头状变异的 RCC。调节酪氨酸激酶生长因子的 c-MET 原癌基因发生突变，而酪氨酸激酶生长因子负责上皮的增殖和分化。

家族性透明细胞肾癌描述了高风险透明细胞 RCC 的家族，但其背后的分子机制尚不清楚。

其他的家族性 RCC 综合征包括遗传性平滑肌瘤 RCC、Burt-Hogg-Dube 综合征、结节性硬化和甲状旁腺功能亢进下颌肿瘤。

表 10.1　VHL 综合征的特征

VHL 综合征的肿瘤发生类别
中枢神经系统和视网膜血管瘤
嗜铬细胞瘤
胰腺囊肿
胰岛细胞瘤
附睾囊腺瘤
淋巴囊肿

四、临床特征

目前患者很少出现腰部疼痛、血尿和腹部肿块的典型三联症状。超过 50% 的 RCC 是在因其他症状进行检查时，做腹部影像检查中偶然发现的。

完整的病史应询问表 10.2 所列的疲劳、体重减轻、发热和副肿瘤综合征的症状。

包括腹部的体格检查可发现可触及的肿块和颈部肿大淋巴结。左肾静脉内癌栓可导致左睾丸静脉阻塞引起的急性左精索静脉曲张。在晚期，可观察到下肢水肿和脐周静脉曲张（由静脉阻塞和肿瘤引起）。

表 10.2　与 RCC 相关的常见副肿瘤综合征。

RCC 相关的常见副肿瘤综合征	原因
高血压	异位分泌肾素
高钙血症	异位分泌甲状旁腺激素样物质
贫血	血尿，慢性病
红细胞增多症	异位分泌红细胞生成素
Stauffer 综合征 (肝功能异常、白细胞丢失、发热、区域性肝坏死)	不明：大多数患者在肾切除术后消失

五、检查

血常规检查应包括全血计数、尿素、肌酐、钙、肝功能检查和红细胞沉降率。测量血压是必须的。

影像学检查是肾癌诊断和疾病分期的基础，超声可区分囊性、实性和复杂性肾脏病变。超声所见的复杂囊肿应进一步进行 CT 检查，并按 Bosniak 分类进行分类。Bosniak Ⅰ 或 Ⅱ 型囊肿可被视为安全，Bosniak ⅡF 型囊肿将需要持续的影像学监测，而 Bosniak Ⅲ 或 Ⅳ 型囊肿则需要外科探查和（或）切除（见框 10.1）。

> **框 10.1　Bosniak 分类**
>
> Bosniak Ⅰ 型——单纯性良性囊肿，壁薄，无隔膜、钙化或实性成分。在 CT 上测量为水密度，注射造影剂后不增强
>
> Bosniak Ⅱ 型——良性的囊肿，可以含有少量的薄间隔，可显示细钙化。均匀的高衰减病变，小于 3 cm，边缘锐利，没有强化
>
> Bosniak Ⅱ F 型——比 Bosniak Ⅱ 型囊肿含有更多的薄间隔。可以显示一个薄间隔的微小强化，也可能是隔膜或壁的增厚、钙化。注射造影剂后没有增强，没有软组织成分的强化
>
> Bosniak Ⅲ 型——不确定的囊性肿块，有增厚的不规则壁或间隔，有强化
>
> Bosniak Ⅳ 型——明显恶性囊性病变含有强化的软组织成分

胸腹部增强 CT 是肾肿瘤分期的金标准（图 10.2）。肾脏在造影前后的增强程度可用 Hounsfield 单位评估，肾脏恶性肿瘤表现为至少 20 个 Hounsfield 单位的变化。MRI 和多普勒超声可用于判断肿瘤是否侵袭肾静脉

或下腔静脉。MRI 可适用于禁忌使用肾毒性造影剂的患者。若肾功能受损，可用同位素肾造影来评估分肾功能，指导术后肾功能的管理以及是否需要选择肾部分切除术。确诊并进行影像学分级的肾肿瘤可分为局限型、局部进展型和转移型。

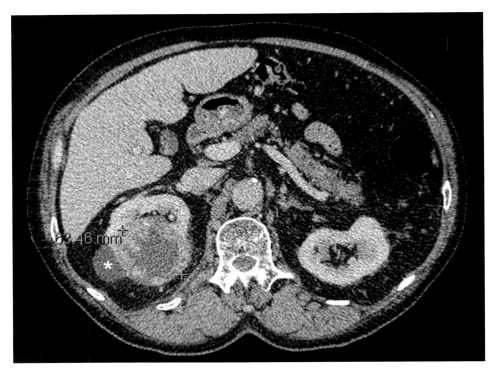

图 10.2　右肾肾癌 CT

需注意的是，影像学技术不能 100% 诊断肾脏病变，能够确诊的唯一方法是组织病理学分析。因此，5%～10% 的疑似肾脏恶性肿瘤在手术切除后被证明是良性的。有人认为，保留异常病变的潜在危害远大于切除良性病变。迄今为止，术前影像学引导下肾脏穿刺活检对良恶性病变的判断尚不可靠。

一旦 RCC 得到组织学的证实，TNM 分期是判断其预后最重要的指标（表10.3）。

表 10.3　2009 年肾癌的 TNM 分期

肿瘤（T）	原发肿瘤
T_X	原发肿瘤无法评估
T_0	无原发肿瘤的证据
T_1	肿瘤局限于肾脏，最大直径小于等于 7 cm
T_{1a}	肿瘤最大直径小于等于 4 cm
T_{1b}	肿瘤最大直径大于 4 cm，小于等于 7 cm
T_2	肿瘤局限于肾脏，最大直径大于 7 cm
T_{2a}	肿瘤最大直径大于 7 cm，小于等于 10 cm
T_{2b}	肿瘤最大直径大于 10 cm
T_3	肿瘤侵及肾静脉或除同侧肾上腺外的肾周围组织，但未超过肾周围筋膜
T_{3a}	肿瘤侵及肾静脉或侵及肾静脉分支分肾段静脉（含肌层静脉）或侵犯肾周围脂肪和（或）肾窦脂肪，但未超过肾周围筋膜
T_{3b}	肿瘤侵及肾静脉但不超过横膈膜下的下腔静脉
T_{3c}	肿瘤侵及横膈膜上的下腔静脉或侵及下腔静脉壁
T_4	肿瘤侵透肾周筋膜，包括侵及邻近肿瘤的同侧肾上腺
结节（N）	**区域淋巴结**
NX	区域淋巴结无法评估
N_0	没有区域淋巴结转移
N_1	有区域淋巴结转移
N_2	多个区域淋巴结转移
转移（M）	**远处转移**
M_0	无远处转移
M_1	有远处转移

（摘自：TNM 分期 2009）

六、治疗

（一）肾脏小病变

仅用影像学检查对直径小于 4 cm 的局限肾脏病变进行监测是可行的。若老年人或有重要合并症的患者发现偶发肾肿瘤，很少会早于原有疾病发作或死于肾肿瘤，可只对其疾病状况进行密切关注。若肾脏病变在影像学上有明显的快速进展变化或患者出现临床症状的加重，应及时进行干预。

　　外科手术是治疗局限性肾癌的金标准，各种方式的根治性肾切除术（切除全肾，包括 Gerota 筋膜）或肾部分切除都适用。手术相关并发症详见框 10.2。

框 10.2　肾切除术并发症

肾切除术并发症

胃肠道器官的损伤——脾、肝、胰、肠

主要血管的出血——肾动脉、肾静脉、下腔静脉、主动脉

胸膜损伤——气胸

肠梗阻

肾衰

早期或晚期感染——泌尿道、下呼吸道、伤口感染

全身并发症——肺动脉栓塞（肿瘤栓子 / 血栓）、深静脉栓塞、心肌梗死、死亡

切口疝

　　腹腔镜根治性肾切除术目前已广泛应用，公认为是一种用于治疗直径小于 7 cm 的 T_1 期肿瘤的主要治疗方法。较大的肿瘤应根据术者的能力考虑实行微创手术，若有技术上的困难可在术中转为开放手术。现在新出现很多肾切除的术式，如单孔腹腔镜技术、机器人辅助腹腔镜手术、经自然腔道手术。相较于开放手术，微创手术的优点在于加快患者术后的康复及功能的恢复，然而，这必须在无瘤原则的情况下实现。

　　对符合手术条件的患者，可通过腹腔镜或开放手术进行肾部分切除术。相关禁忌症和适应症详见框 10.3。术中暴露肾脏后，应确认肿瘤位置并切断或控制其动脉供应，在直视条件下切除异常病变。复杂的开腹手术中，在阻断血液供应之前可用冰对肾脏进行降温处理，以减少术中缺血对肾脏造成的损伤。手术切缘需确保肿瘤清除干净，切缘深度应无局部复发的风险。若有任何肿瘤残留的迹象应进行根治性肾切除术。

　　针对小于 4 cm 的肾脏病变，冷冻手术和射频消融治疗是具有前景的实验性微创手术。但仍缺乏可确证该治疗效果的大规模随机对照试验结果。

框 10.3　肾部分切除术适应证

绝对适应证——孤立肾肿瘤
相对适应证——多病灶或双肾肿瘤或慢性肾功能不全
选择适应证——肿瘤小于 7 cm，远离肾盂肾盏且对侧肾脏功能正常的患者

（二）肾脏大病变

不论是否有同侧肾上腺肿瘤或淋巴结受累证据，开放性根治性肾切除术仍可应用于直径超过 7 cm 的较大肿瘤，可通过腰部、腹部或胸腹联合切口进行手术。肾静脉或下腔静脉受累的肿瘤手术，有时术中需要辅助体外循环。

（三）转移癌

有转移癌的患者通常预后较差。但对于一些单器官转移或单发转移且临床表现良好的患者，尝试根治性肾切除术联合转移灶切除术能够治愈肿瘤。

新一代靶向治疗作为一线治疗已取代免疫疗法（白介素和干扰素），该方法通过阻断血管生成发挥治疗作用。现已证实散发性肾癌的生长发展机制与血管生成因子的过度表达有关，因此靶向治疗药物能针对性的减缓或阻止患者肿瘤的生长。有随机对照试验表明，酪氨酸激酶抑制剂（索拉非尼和舒尼替尼）和哺乳动物雷帕毒素靶点抑制剂（替西罗莫司和依维莫司）可将转移性肾癌患者的无进展生存期延长 3～6 个月。这些药物已被用于当前的临床治疗中。新的靶向药物和减瘤手术（已知转移瘤存在情况下去除原发肿瘤）的联合甚至协同治疗效用正处于研究阶段。

放射治疗主要局限于疼痛性骨转移的姑息治疗，而 RCCs 对传统化疗药物不敏感。

七、肾盂输尿管移行细胞癌

肾盂和输尿管移行细胞癌较少见，其患病危险因素与膀胱移行细胞癌相似（详见第九章）（图 10.3）。多数患者无疼痛，表现为肉眼血尿。一些患者还可出现"血块性绞痛"（因血块阻塞输尿管引起的腰痛），其中少数患者可

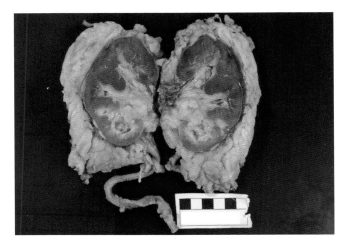

图 10.3　肾盂移行细胞癌。从肾盂下段可见移行细胞癌

在膀胱镜检查中被同时发现。CT 或 IVU 显示充盈缺损可以诊断 TCC，确诊需要进行肾盂尿细胞学检查、逆行肾盂造影和输尿管镜活检，CT 有助于判断 TNM 分期。

　　腹腔镜或开放性肾盂输尿管切除术（切除肾脏和全长输尿管）是非转移性疾病的主要治疗方法。对于孤立肾、患有双侧肾脏疾病或有多种并发症的患者，可选择微创的经皮或输尿管镜下的肿瘤消融术和局部化疗，以保留肾功能。肿瘤晚期或转移患者可考虑姑息性化疗。

延伸阅读

［1］ Ljungberg B, Cowan N, Hanbury DC, Hora M, Kuczyk MA, Merseburger AS, et al. European Association of Urology. 2010 Guidelines on Renal Cell Carcinoma. Available online at http://www.uroweb.org/gls/pdf/Renal%20Cell%20Carcinoma%202010.pdf (last accessedNovember 2010).

［2］ Mundy AR, Fitzpatrick JM, Neal DE, George NJR (eds). The Scientific Basis of Urology. London,Informa Healthcare, 2010.

（赵晓风，肖　荆　译）

第十一章　睾丸肿瘤

Jessica Wrigley，Anne Y. Warren，Danish Mazhar

概述

1. 95% 以上睾丸肿瘤是生殖细胞肿瘤。
2. GCTs 需要专家治疗，对于进展期生殖细胞肿瘤患者需要在专科中心治疗。
3. GCTs 对顺铂为基础的化疗方案敏感，即使是大多数进展期生殖细胞肿瘤患者，预后好。
4. 90% 以上生殖细胞肿瘤患者可治愈。

一、简介

生殖细胞肿瘤（germ cell tumours，GCTs）占睾丸肿瘤病理类型 95% 以上，其中 60%GCTs 是精原细胞瘤，40% 是非精原细胞瘤。睾丸非生殖细胞瘤（non-germ cell tumours of the testis，NGCTs）罕见，包括睾丸间质细胞瘤（leydig cell tumours）、睾丸支持细胞瘤（sertoli cell tumours）和淋巴瘤。

虽然发病相对罕见，但男性睾丸生殖细胞肿瘤（testicular germ cell tumours，TGCTs）是 15～44 岁男性最常见的肿瘤，英国发病率为 6/10 万。GCTs 占男性恶性肿瘤的 1.0%，男性癌症相关死亡率的 0.1%。

GCTs 属于异质性肿瘤，可能在胚胎发育过程中已经产生。GCTs 主要起源于性腺，也较罕见地发生于性腺外器官沿着中线包括腹膜后腔、骶骨、纵隔和松果体。这种分布模式反映了迁移的原始生殖细胞到生殖嵴的路径。

在睾丸中，生精小管内非典型生殖细胞的出现被称为生精小管内生殖细胞肿瘤形成（intratubular germ cell neoplasia，ITGCN）。ITGCN 代表了浸润前的病变和发展为恶性生殖细胞肿瘤的一个危险因素，其特征是肿瘤细胞生长超越基底膜进入睾丸间质内。淋巴扩散是转移的最常见原因，肿瘤可经精索淋巴结转移到腹膜后淋巴链。血源性扩散导致淋巴结外远处转移，常见部位包括肺、肝、骨和脑。

二、GCTs 的组织学分类

生殖细胞肿瘤可以根据不同的临床特征大体分为两类（表 11.1）：

1. 精原生殖细胞肿瘤（seminoma germ cell tumours，SGCTs）（图 11.1）。

2. 非精原生殖细胞肿瘤（non-seminoma germ cell tumours，NSGCTs）（图 11.2 和图 11.3）。

表 11.1　精原生殖细胞瘤和非精原生殖细胞瘤临床特征对比

	精原细胞瘤	非精原细胞瘤
肿瘤标记物	AFP 不升高，20% 患者 HCG 升高	75% 患者 AFP 和 HCG 升高
肿瘤特性	低侵袭性，放疗敏感	高侵袭性，更短的肿瘤倍增时间，放疗较不敏感
诊断平均年龄	30 ～ 40 岁	20 ～ 30 岁
复发时间	可能存在远期复发（有时 > 10 年）	95% 患者在起初 2 年内复发

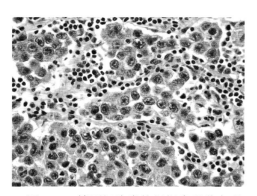

图 11.1　精原细胞瘤的组织病理学表现

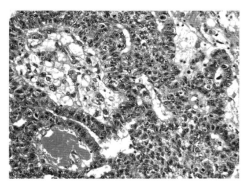

图 11.2　胚胎癌的组织病理学表现

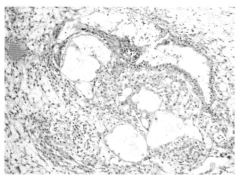

图 11.3　卵黄囊肿瘤的组织病理学表现

根据组织病理学特点，世界卫生组织对睾丸肿瘤病理类型进一步分类。值得注意的是，少于 50% 的恶性睾丸 GCTs 病理类型由单一细胞类型，也就是"单纯性"类型构成，但多数恶性睾丸 GCTs 病理类型为"混合性"肿瘤。

三、临床评估

（一）主诉 / 体征

- 90% GCTs 患者有阴囊肿块
- 31% 患者有疼痛
- 29% 有睾丸坠胀感
- 15% 有炎症
- 10% 有外伤史
- < 5% 有男性乳房发育症
- 2% 有双侧睾丸肿瘤

少数患者的原发肿瘤临床表现在性腺外，如因腹膜后淋巴结增大导致的持续性背部疼痛或由于肺部广泛转移灶引起的呼吸困难。

（二）病史

评估患者病史时，睾丸肿瘤发展的危险因素应该被提到（表 11.2）。

（三）体格检查

双侧睾丸检查是必要的。可疑的肿物是指位于睾丸内，质硬且无波动感。触诊精索以了解厚度和移动度。胸腹部检查和淋巴结区域的触诊也是必要的（颈部、锁骨上、腋窝和腹股沟）。任何可疑的病变应该紧急转诊到泌尿外科，并使用 2 周紧急预约系统（英国特有）。

表 11.2　TGCTs 发生的危险因素

因素	描述
家族史	与睾丸癌的两个最常见的相关因素分别是兄弟（相对风险 8 倍）和父亲患 TGCTs 病史（相对风险 4 倍）。同卵双胞胎比双卵双胞胎的 TGCTs 风险更高，提示 TGCTs 具有遗传成分，并且有家族史的患者发生双侧肿瘤的频率高于无家族史的患者。
隐睾病史	睾丸下降不全和 TGCTs 有着明确相关性。睾丸下降不全可增加患 TGCTs 风险（文献报道增加 2～17 倍），因此有观点认为有早期纠正（青春期前）可减少患病风险的证据，但此观点仍有争议。虽然有争议，但提示了早期纠正（青春期前）可减少患病风险。睾丸癌风险不仅适用于受下降不全影响的一侧睾丸，还适用于双侧睾丸。
既往有睾丸癌病史	既往有睾丸癌病史患者，5% 患者对侧睾丸藏匿有生精小管生殖细胞内瘤 ITGCN 或原位癌（详见对侧睾丸治疗章节）
克氏综合征	克氏综合征 (47XXY) 有较高的生殖细胞肿瘤发生率，特别是原发纵隔生殖细胞肿瘤
睾丸萎缩病史	可继发于创伤、激素、病毒性睾丸炎
环境因素	有研究表明睾丸肿瘤的发生与较高社会经济阶层有关。

（四）实验室及影像学检查

必须的检查项目包括血清肿瘤标记物甲胎蛋白（alpha-fetoprotein，AFP）和人绒毛膜促性腺激素（human chorionic gonadotrophin，HGG）。这不仅对于晚期 GCTs 患者分期，而且对于监测疾病进展和检测疾病复发也具有重要意义。对于进展期疾病，乳酸脱氢酶（lactate dehy ogenase，LDH）可作为重要预测因子，应当在治疗前进行检测。

阴囊超声检查用于确诊睾丸肿瘤，敏感性达 100%。根治性睾丸切除术后，口服和静脉造影剂的增强 CT 扫描，包括胸部、腹部和盆腔，有助于影像学分期（表 11.3）。当碱性磷酸酶水平升高或临床怀疑有骨转移时，患者需要进行骨扫描检查。对于临床体征提示有脑部转移，或有广泛肺部和（或）腹膜后淋巴结疾病，或肿瘤标记物水平非常高时，患者需要进行脑部 CT 或 MRI 检查。

表 11.3 皇家马斯登医院 TGCTs 分期系统

Ⅰ 期	无睾丸外转移病灶存在证据
Ⅰ M	如Ⅰ期但肿瘤标记物持续上升
Ⅱ 期	膈下淋巴结受累
Ⅱ$_a$ 期	最大直径＞2 cm
Ⅱ$_b$ 期	最大直径 2～5 cm
Ⅱ$_c$ 期	最大直径＞5～10 cm
Ⅱ$_d$ 期	最大直径＞10 cm
Ⅲ 期	膈上和膈下淋巴结受累，
	腹部淋巴结分类如上 A、B、C；
	纵隔淋巴结阳性则 M+
	颈部淋巴结阳性则 N+
Ⅳ 期	淋巴结外转移
	腹部淋巴结分类如上 A、B、C；
	纵隔和颈部淋巴结，如Ⅲ期
	肺：L$_1$＜3 个肺内转移灶 L$_2$ 多发转移灶，
	最大直径＜2 cm，L$_3$ 多发转移灶，直径＞2 cm
	肝脏受累则 H+
	其他部位转移灶

四、治疗（图 11.4）

Ⅰ期精原细胞瘤睾丸根治术后方案包括监测、辅助性主动脉旁放射治疗、辅助性一个周期卡铂化疗方案。对于Ⅰ期非精原细胞瘤的术后方案则包括监测和两个周期 BEP 化疗方案（博来霉素：bleomycin；依托泊苷：etoposide；顺铂：cisplatin）。有些国家的医疗中心还会实施腹膜后淋巴结清扫术（retroperitoneal lymph node dissection，RPLND）。对于转移性 GCTs，通常行 3 或 4 个周期的 BEP 化疗方案（根据预后因素，见表 11.4）。Ⅱ$_a$ 期或Ⅱ$_b$ 期的精原细胞瘤可以行主动脉旁放射治疗。

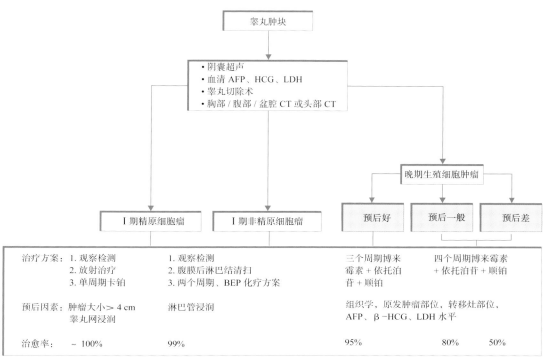

图 11.4　睾丸生殖细胞瘤治疗流程

II$_a$ 期和 II$_b$ 期的精原细胞瘤行主动脉旁放射治疗

（一）经腹股沟路径的睾丸切除术

所有原发睾丸肿瘤患者都应该行睾丸切除术。根治性睾丸切除术应通过腹股沟口进行切除，在腹股沟内环口水平离断睾丸和精索。手术并发症包括感染、出血、可能引起生育力下降（取决于剩余睾丸的功能）。

（二）I 期 SGCTs

根治性睾丸切除术后，I 期 SGCTs 患者治愈率几乎可达到 100%，术后治疗方案可采用三种方案中的任何一种。

（1）监测，复发时再进行治疗

（2）辅助性卡铂单药化疗

（3）主动脉旁淋巴结辅助性外照射放疗

表 11.4　国际生殖细胞瘤分类共识组预后分期系统

非精原生殖细胞瘤	精原生殖细胞瘤
预后好 (5 年生存率 92%)，具备下列所有条件：	
原发睾丸肿瘤或原发腹膜后病灶	任何初发部位
无非肺源性脏器转移	无非肺源性脏器转移
AFP < 1000 ng/mL	正常 AFP 值
HCG < 5000 IU/L	任何 HCG 值
LDH < 1.5 倍正常上限值	任何 LDH 值
56% 畸胎瘤成分	90% 精原细胞瘤成分
预后中等（5 年生存率 80%）具备下列所有条件：	
原发睾丸肿瘤或原发腹膜后病灶	任何初发部位
无非肺源性脏器转移	无非肺源性脏器转移
10000 ng/mL ≥ AFP ≥ 1000 ng/mL 或	正常 AFP 值
50000 IU/L ≥ HCG ≥ 5000 IU/L 或	任何 HCG 值
正常上限值 10 倍 ≥ LDH ≥ 1.5 倍正常上限值	任何 LDH 值
28% 畸胎瘤成分	10% 精原细胞瘤成分
预后差（5 年生存率 48%），符合下列任意一条：	
原发纵隔肿瘤或非肺源脏器转移	
AFP > 10000 ng/mL 或	
HCG > 50000 IU/L 或	
LDH > 10 倍正常上限值	
16% 畸胎瘤成分	

国际生殖细胞癌协作组（IGCCCG）。国际生殖细胞瘤共识分类法：一种建立在转移性生殖细胞瘤预后因素分级系统。J Clin Oncol，1997，15（2）：594-603。

　　仅行单一监测，由于存在隐匿性的转移病灶，有 15%～20% 患者有术后复发风险。但监测提示至少 80% 患者在根治性睾丸切除术后不需要任何辅助治疗，因此行辅助性的放疗或化疗可能会导致过度治疗。辅助性单剂量卡铂化疗与辅助性放疗的疗效相当；然而，由于存在外放射治疗诱发产生继发性肿瘤的风险，目前倾向于使用辅助化疗方案。卡铂化疗的短期并发症包括骨髓抑制、恶心、呕吐、疲劳和神经毒性。

　　根据肿瘤直径＞ 4 cm 和是否侵犯睾丸两种危险因素，Ⅰ期 SGCTs 可分为隐匿性转移瘤的低危组和高危组。两种危险因素都存在的患者有 32% 可发生隐匿性转移瘤风险，而两种因素都不存在的患者风险率仅为 6%。假设他们都能满足定期随访，监测对于高危患者和低危患者都是一种可接受的治疗策略。

（三）Ⅰ期 NSGCTs

睾丸根治性切除术后，Ⅰ期 NSGCTs 治愈率可达 99%。术后治疗方案可采用三种方案中的任何一种。

（1）监测

（2）辅助性两个周期 BEP 化疗方案

（3）RPLND

在监测的患者中，复发率为 27%～30%。复发发生在腹膜后的为 54%～78%，发生在肺部的为 13%～31%。

血管侵犯是原发睾丸肿瘤复发最重要的预后指标。伴有血管侵犯的患者，术后约有 48% 发生转移，而不伴有血管侵犯者，转移率仅为 14%～22%。

许多医疗中心根据复发风险采用了不同的管理策略，对低危患者行监测，对高危患者行两个周期 BEP 辅助化疗方案，因此复发风险率降低至 3%。然而，考虑到 BEP 化疗后潜在的长期并发症 (表 11.5)，许多临床医生也倾向对高危患者行监测。

BEP 并发症包括骨髓抑制、恶心、呕吐、疲乏、脱发、听力下降、博来霉素诱导的肺炎 (10%)，并有可能进展为致命性的肺纤维化 (1%～2%)，还有生育力下降和心血管疾病。

对于首次保留神经的 RPLND 在Ⅰ期 NSCGTs 中的作用目前仍有争议。在英国很少中心进行此项手术，因为其伴有较多的术后并发症，包括逆行射精 (6%～8%)、术后腹水、淋巴囊肿形成。即使 RPLND 术后病理提示无癌转移，仍有约 10% 的患者术后可出现复发。并且，如果切除的淋巴结当中有癌转移，需要进行化疗。

（四）进展期 GCTs（Ⅱ期和Ⅲ期）

所有原发睾丸 GCTs 患者都需行睾丸切除术，通常是在化疗前，但是以广泛转移症为临床表现的部分患者首先予以紧急化疗（然后予睾丸切除术）。BEP 联合化疗是治疗晚期 GCTs 的主要方法。而对于Ⅱ$_a$ 和Ⅱ$_b$ 的精原细胞瘤也可以考虑行主动脉旁放射治疗。

组织病理学、原发肿瘤部位、转移灶部位、血清 AFP、HCG 和 LDH 水平全部作为预后标记物以分类患者为"好"、"中等"、"差"预后组（表 11.4）。

预后好的患者行 3 周期 BEP 化疗，而预后中等和差的患者则行 4 个周期 BEP 化疗。

化疗后伴有任何残余肿物＞ 1 cm 的非精原细胞瘤患者均应当行肿物切除术（只要技术可行），即使肿瘤标记物在正常水平，他们仍可能含有存活肿瘤或成熟畸胎瘤，或伴有坏死成分。如果切除肿瘤标本中含有存活肿瘤成分＞ 10%，或对切除肿物完整性存在疑问，可行巩固性化疗。精原细胞瘤患者化疗后残余病灶无切除必要性，肿物＜ 3 cm 可行影像学监测。PET-CT 对于评估精原细胞瘤术后残余肿物性质具有一定价值。

（五）对侧睾丸的治疗

5% 睾丸肿瘤患者对侧睾丸可能合并有 ITGCN 或原位癌，99% 的患者可通过活检明确诊断。对于睾丸体积＜ 12 cm^3 及年龄＜ 30 岁的患者，对侧睾丸发生 ITGCN 的风险＞ 34%，推荐进行活检明确诊断。5 年内 ITGCN 进展为侵袭性恶性肿瘤的风险高达 70%，可通过预防性睾丸切除术或体外放射治疗进行预防。对于那些有生育能力和不愿意行长期睾酮替代治疗的患者可选择睾丸超声检查定期监测，一旦侵袭性肿瘤形成则需行睾丸切除术。

五、患者随访

GCTs 患者随访目的包括：

• 检测有无复发（包括远期复发）。

• 诊断继发恶性肿瘤。

• 预防，早期诊断，治疗原发疾病和 GCTs 相关的生理和心理性疾病（表 11.5）。

表 11.5　BEP 化疗长期并发症

并发症	描述
博来霉素相关肺毒性	博来霉素肺需要放射科诊断。它从肺炎进展为纤维化，具有致命性，危险因素包括年龄（特别是>40 岁）、吸烟史和肾功能损害。
治疗相关的心血管影响	越来越多的证据显示 BEP 化疗方案和放疗可能会增加远期心血管疾病的发病风险。
治疗相关的继发性癌症	BEP 化疗和主动脉旁放疗与增加继发性癌症风险相关。
治疗相关的不育症	化疗前可告知患者将精子保存至精子库。实际上在 BEP 治疗期间所有患者会发生少精子，但大多数可恢复生育能力和生子，通常不需要使用冷冻好的精子。
顺铂相关耳毒性	顺铂为基础的化疗方案可导致双侧听力受损，但听力受损通常发生在 4～8 kHz 的声音频率，这一频率是在谈话音调范围之外。因此，如果是标准的顺铂方案治疗，不需要听力辅助。

随访方案通常在专科中心完成并通常高度程序化，涉及体格检查（包括对侧睾丸的检查）、血清肿瘤标记物、胸部 X 线片检查和 CT 扫描。对于监测随访方案的患者，Ⅰ期 NGCTs 患者需要 CT 扫描监测 2 年，精原细胞瘤患者需要 CT 扫描监测 5 年（精原细胞瘤可发生远期复发）。

GCTs 临床罕见，但可治愈，即便是最初临床表现为远处转移灶的患者。对Ⅰ期睾丸 GCTs 进行监测的患者必须严格参加随访评估，因为绝大多数复发患者是可以治愈的。

延伸阅读

[1] Harland SJ, Cook PA, Fossa SD, et al. Intratubular germ cell neoplasia of the contralateral testis in testicular cancer: defining a high risk group. J Urol, 1998, 160(4): 1353–1357.

[2] Krege S, Beyer J, Souchon R, et al. European Consensus Conference on Diagnosis and Treatment of Germ Cell Cancer: A Report of the Second Meeting of the European Germ

Cell Cancer Consensus Group (EGCCCG):Part I. Eur Urol, 2008,53(3): 478–496.

［3］ Krege S, Beyer J, Souchon R, et al. European Consensus Conference on Diagnosis and Treatment of Germ Cell Cancer: A Report of the Second Meeting of the European Germ Cell Cancer Consensus group (EGCCCG): Part II. Eur Urol, 2008, 53(3): 497–513.

［4］ Classen J, Schmidberger H, Meisner C, et al. Radiotherapy for stages IIA/B testicular seminoma: final report of a prospective multicenter clinical trial.J Clin Oncol, 2003, 21(6): 1101–1106.

［5］ Williams SD, Birch R, Einhorn LH, et al. Treatment of disseminated germ−cell tumors with cisplatin, bleomycin, and either vinblastine or etoposide. N Engl J Med 1987, 316(23): 1435–1440.

（付伟金　译）

第十二章　尿石症

概述

1. 尿石症为常见病，患者一旦形成尿路结石，复发率也很大。

2. 肾结石往往没有临床症状而是被偶然发现，而输尿管结石则会导致剧烈疼痛。

3. CT 是诊断所有类型泌尿系结石的最佳诊断手段。

4. 疼痛消失并不意味着结石已经排出，严重的尿路梗阻也可能不痛。

5. 结石治疗需要综合诸多因素才能提供最佳方案，这些因素包括结石的大小、位置、硬度、患者因素及对完全清石的需求等。

一、尿石症的流行病学

泌尿系结石相对常见，在英国，约 10% 的患者一生中会罹患一次肾结石病。一半的患者在随后的 10 年会复发。形成肾结石的危险因素见框 12.1，常见的肾结石类型见框 12.2。

框 12.1　结石形成的危险因素

- 男性
- 年龄 20～50 岁
- 地理相关因素：北欧和热带气候地区（中东）常见
- 基因：白种人和亚洲人较高，非洲和美国黑种人发病较少
- 饮食：高蛋白饮食高发，如西方饮食
- 职业：坐姿体位工作人群较体力劳动者风险更高
- 液体摄入较少者
- 药物：类固醇类，用于治疗骨髓增生性疾病的化疗导致嘌呤和尿酸的释放
- 不能移动：导致骨矿物质丢失，尿钙水平升高
- 全身系统性疾病，如结节病
- 炎症性肠病 / 吸收不良综合征，导致尿草酸盐水平升高（高草酸尿症）
- 肾脏解剖变异，如肾盂输尿管连接部梗阻、马蹄肾
- 家族史，约 1/4 的结石患者有家族史

框 12.2　结石的类型和组成

90% 的肾结石和输尿管结石都可在射线下显影

- 含钙结石占全部结石种类的 80%，均可在射线下显影
- 尿酸结石，占结石种类的 5%～10%，在射线下不显影
- 鸟粪石（磷酸镁铵结石），占 10%～15%，占据集合系统后，形成鹿角形结石，在射线下显影
- 胱氨酸结石，1%，在射线下显影微弱，在胱氨酸尿症中形成

二、肾结石的临床表现和诊断

肾结石往往是在影像学检查时被偶然发现，可引起腰部疼痛或血尿，也可能表现为镜下血尿（肉眼不可见）或肉眼血尿。鹿角形结石可成为反复尿路感染的起因，也可能导致更严重的感染性并发症，如肾盂肾炎、肾积脓（肾盂积脓）或肾周脓肿形成（图 12.1）。

90% 的肾结石是不透射线的，因此在 X 线片中可见，但小块结石仍可能会被漏诊。超声在检测肾结石方面具有很高的灵敏度，但对输尿管结石诊断敏感性较低。IVU 以易于识别的 X 线形式描绘肾内结石的位置。然而，最明确的影像诊断工具是 CT 平扫，其三维重建功能可以为结石的治疗方案提供信息（图 12.2，框 12.3）。

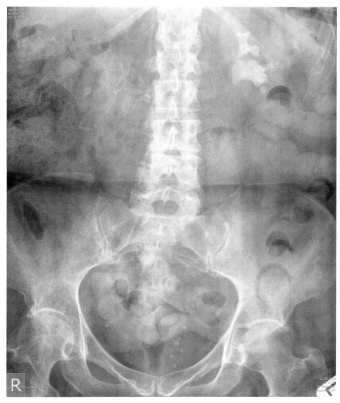

图 12.1　X 线片下所见左肾鹿角形结石

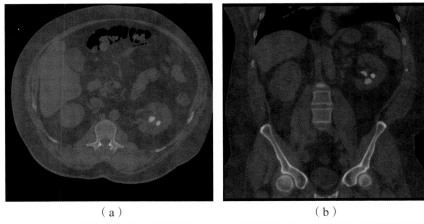

（a） （b）

图 12.2 （a）CT 横截面可见一簇结石；（b）在冠状位上，清晰地显示结石的位置在肾脏下极和肾盂

框 12.3　CT 的优缺点

优点

- 敏感性高，＞ 97%
- 检查迅速
- 不需要使用静脉造影剂，无造影剂相关风险，可用于肾衰患者
- 用于诊断其他原因导致的腹痛：初诊输尿管绞痛的患者中，6% ～ 10% 由其他病因导致

缺点

- 与 IVU 相比，辐射剂量量更大
- 更昂贵，尽管在大型医疗单位，CT 与 IVU 的费用差别并不太大
- 不是在所有单位所有时间都可以随时使用
- 对于常见的 IVU 而言，（向患者）解释 CT 结果具有一定难度
- 有时难以将体积较小的远端输尿管结石与盆腔静脉石区分开来

三、肾结石的治疗

肾结石的处理由结石大小、位置、患者是否有需求和是否需要完全清除结石决定。

（一）观察疗法

体积较小的无症状结石可以观察，尤其是老年患者，结石的进展对他们的影响并不大。但对于年轻患者，体积较小的结石也有逐渐进展、增大并出现临床症状的风险。一般来说，大于 4 mm 的结石会导致疼痛，易于进展并引发临床症状，其中 20%～50% 的患者需要在 3 年内接受治疗。

（二）体外冲击波碎石术

• 体外冲击波碎石术（extracorporeal shock wave lithotripsy，ESWL）在 X 线或 B 超引导下使用冲击波击碎结石。

• 结石吸收能量后被粉碎，碎片经尿流排出。

ESWL 适用于直径小于 2 cm 的结石，对于准备接受全身麻醉需要广泛干预，以及内镜处理失败的结石患者则不适用。

• 质地较软及位于肾脏内的结石，碎石后方便排出，ESWL 成功率最高；而肾下极与肾盏憩室内的结石碎石排石效果不佳。

• 碎石成功率随患者体重指数（body mass index，BMI）和结石体积的增大而下降，因此该术式并不适合所有患者（框 12.4）。

框 12.4　ESWL 的禁忌证

绝对禁忌证
• 妊娠
• 未纠正的出血性疾病（包括抗凝状态）

相对禁忌证
• 肥胖：皮肤距离结石距离太远，无法将超声波聚焦于结石，不能有效击碎结石
• 动脉瘤病：肾结石靠近主动脉瘤
• 骨骼异常者
• 未经治疗的尿路感染
• 输尿管梗阻，无法排出碎石
• 育龄期女性

（三）内镜–输尿管软镜

该术式适用于小于 2 cm，或经 ESWL 处理失败的结石，适应症包括：

• 质硬结石（胱氨酸结石）。

• 肾下极结石。

- 肥胖或骨骼异常，难以建立经皮肾安全通道的患者。

- 嵌顿在肾盏憩室内的结石。

- 解剖异常肾，如盆腔游离肾或马蹄肾。

输尿管软镜通常可以进入整个集合系统，可以作为经皮肾镜取石术的辅助治疗手段以完全清除结石，对抗凝患者也是安全的。

（四）经皮肾镜取石术

在全身麻醉和 X 线指导下，在腰部建立一条从皮肤直接通往集合系统的通道，允许肾镜通过经皮肾通道处理结石。采用不同能量，如超声波、激光或气压弹道将结石粉碎并冲出体外。经皮肾镜取石术（percutaneous nephrolithotomy，PCNL）对于直径超过 2 cm、位于肾脏下极或者嵌顿在肾盏憩室内的结石是一种理想的处理方式。鹿角形结石也推荐使用 PCNL，并可结合 ESWL 或输尿管软镜以达到完全清石的目的。

（五）腹腔镜手术

腹腔镜很少使用，但由于其优良的清石率及极少的并发症，因此有逐渐流行的趋势。长期结石病导致的无功能肾可以通过腹腔镜肾切除术摘除。一般来说，如果对侧肾功能正常，患侧肾功能低于 15% 的肾脏被视为无功能肾，继续保留肾单位的价值不大。

（六）开放手术

开放肾切开取石术并不常用，但对于体积较大的肾结石，如腹腔镜手术无法实施，或对于目的单次有效治疗的鹿角形结石，则可以选择开放肾切开取石手术。如肾脏经核素检查（DMSA 扫描）证实为无功能，也可以行单纯肾切除术，尽管目前绝大部分肾切除术均在腹腔镜下完成。

四、输尿管结石的临床表现和诊断

输尿管结石的典型临床表现包括突发严重的腰部绞痛，向腹股沟和外生殖器放射，导致患者焦躁不安并辗转以期寻找一个舒适的体位。输尿管结石常常伴随强烈的恶心和呕吐，合并肉眼血尿或镜下血尿，后者更常见。在膀胱壁内段的输尿管结石刺激膀胱三角区，往往会导致尿频、尿急。

对于出现输尿管绞痛的 60 岁以上患者需谨防腹主动脉瘤破裂。对于这个年龄段的患者，如出现类似症状且缺乏血尿症状，建议立即行影像学检查。

吸毒患者会模仿肾或输尿管绞痛的症状以获得阿片类镇痛药。

急性输尿管绞痛的检查

输尿管结石表现为轻微的疼痛，但急性输尿管绞痛是非常痛苦的。这里需要强调的是，没有疼痛症状并不代表着石头已经排出或没有严重的输尿管梗阻存在。对于急性输尿管绞痛，止吐药、肌内注射非甾体类消炎镇痛药 (酮洛芬) 或双氯芬酸经直肠给药对缓解疼痛非常有效。一旦症状好转，即便疼痛完全消退，也需要立即进行明确的影像学检查。肾功能检测 (测量血清肌酐) 和尿液分析应该在急诊科完成。没有镜下血尿症状并不能排除输尿管结石的可能性，因为随着症状发作间隔的延长，症状可能会减轻。临床诊断过程中，对诊断的不断怀疑和判断是至关重要的。

疼痛症状的消失并不意味着石头已经排出或者没有显著的尿路阻塞。输尿管结石的位置和大小决定了结石能否自行排出，或需要干预。结石越小，位于输尿管内的位置越低，越有可能排出结石。X 线片可以发现输尿管结石，但和骨盆重叠的结石则很容易被漏诊（图 12.3 ）。

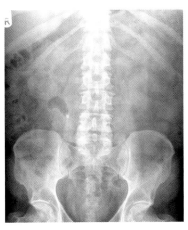

图 12.3　输尿管中段可见不透射线结石，位于第四腰椎横突以上水平

CT 因其具有更高的敏感性（＞97%）和特异性（＞95%），因此在多数情况下，已经取代了 IVU 成为急诊诊断结石的工具（框 12.3）。然而，IVU 仍在某些情况被使用，其对某些特定结石的治疗计划有一定作用。

五、输尿管结石的治疗

（一）保守治疗

小于 4 mm 的结石可能在接下来的几周内自行排出（＞90%），对于大部分 6 mm 或更小的结石，在 α 受体阻滞剂的帮助下也可自行排出。

保守治疗不适用于以下情况：结石超过 7 mm、疼痛无法控制、尿路梗阻时间长可能造成肾单位的不可逆性丢失（通常情况下梗阻时间长于 2 周）、发热尤其伴随尿路梗阻、孤立肾、肾功能受损及因结石而无法工作的患者。

（二）内镜手术

内镜取石适用于结石体积较大，经过保守治疗失败，无法自行排石，特别是伴有输尿管梗阻的患者。大于 7 mm 的结石常常需要外科处理。输尿管镜在全身麻醉下进行，采用能量将结石击碎，目前常用激光碎石，对于输尿管结石具有高效、安全等优点。有时，输尿管内支架管可以在确定的结石手术前或者术后置入，以减轻梗阻和疼痛（图 12.4）。

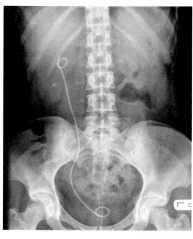

图 12.4　患侧输尿管支架管将结石推入肾脏，肾内结石最后经输尿管软镜成功处理

（三）ESWL

如结石在理想的位置，且无尿路梗阻表现，条件允许的情况下可以使用冲击波碎石。

有限的可使用性限制了其不能作为急性输尿管结石的一线治疗手段，大多数泌尿外科中心每2～4周行一次碎石手术。

（四）PCNL

PCNL很少使用，通常只适用于经内镜碎石失败的嵌入上段输尿管的大结石，或由于输尿尿管狭窄无法进镜。

（五）腹腔镜手术

不应用于急性期，但对于输尿尿管上段的大体积结石，内镜无法抵达的，则可以行腹腔镜输尿管切开取石术。输尿管结石继发的慢性梗阻性肾病可以经腹腔镜切肾。

（六）开放手术

已很少使用，除非对于具有上述腹腔镜手术指征，而腹腔镜技术不可用的情况，以及在少数情况下需要切除无功能肾的患者可使用。

六、结石形成的代谢评估

由于尿石症的复发率很高，因此所有泌尿系结石患者都需要接受最基本的代谢评估，以明确是否存在可被纠正的病因。根据形成结石的概率将患者分为低风险组和高风险组，并据此定制个体化代谢评估方案（框12.5）。

对于年轻的结石复发患者，尤其是那些有家族史患者，需充分评估，以排除钙代谢异常或罕见的胱氨酸尿症。那些确定有代谢异常的患者需要指导和治疗，以尽量减少后续结石复发的风险。这些指导主要是保持高的摄水量，确保尿液保持稀释状态，减少结石形成可能。有明确的证据表明，这一指导策略可以减少复发性结石形成。

框 12.5　推荐的结石评估

低风险患者

首次形成结石：血清肌酐、钙、尿酸盐、尿胱胺、尿 pH 值和结石成分分析

高风险患者

小儿结石、复发性结石、结石家族史、痛风病史、反复发作的尿路感染、胱氨酸结石、黑种人、慢性吸收不良综合征和炎症性肠病（尿草酸盐水平升高）、甲状旁腺功能亢进、肾钙质沉着症。上述基本代谢评估和两次 24 小时尿钙、镁、柠檬酸盐、草酸盐、尿酸盐、钠、磷酸盐水平检测。测量总尿量，用其来评估饮水摄入量（是否充分）

- 1% 的初发结石患者在基本代谢筛查时发现合并原发性甲状旁腺功能亢进症
- 胱氨酸尿症－胱氨酸运输的常染色体隐性疾病，阻止其从近端肾小管吸收。尿液胱氨酸水平过高会导致硬胱氨酸结石沉淀

延伸阅读

［1］ Wein AJ, Kavoussi LR, Novick AC, PartinAWand Peters CA. Campbell－Walsh Urology. Ninth Edition. Philadelphia, Saunders (Elsevier), 2007.

［2］ Reynard J, Brewster S, Biers S. Oxford Handbook of Urology. Oxford, Oxford University Press, 2006.

［3］ Türk C, Knoll T, Petrik A, et al. Guidelines on Urolithiasis. Arnhem, The Netherlands, European Association of Urology, 2010. www.uroweb.org.

（胡　成　译）

第十三章　腹腔镜在泌尿外科中的应用

Richard Johnston，Nimish Shah

概述

1. 腹腔镜手术使住院时间缩短、患者恢复更快。
2. 大部分开放性手术都可以通过腹腔镜进行手术。
3. 腹腔镜手术带来了某些独特的生理学问题。
4. 腹腔镜手术仍然是一个发展中的领域，有许多令人兴奋的进展。

一、历史

由于泌尿系统器官位于腹膜后和骨盆深部，所以传统的开放性手术会需要大而令人恐惧的切口。

到 20 世纪 50 年代，腹腔镜仅用于胃肠科医师诊断疾病。1983 年，德国妇科医生 Semm 进行了第一例腹腔镜阑尾切除术。1986 年，一位普通外科医生进行了第一例腹腔镜胆囊切除术。

1990 年，在充分的实验室尝试后，在美国进行了第一例腹腔镜肾切除术。紧接着，第一例腹腔镜下精索静脉曲张结扎手术也见于报道。1995 年，Kavoussi 进行了第一例腹腔镜供体肾切除术。在许多医院，腹腔镜供肾切除术现在成为标准治疗方式。

接下来的 20 年里，泌尿外科手术经历了一个模式的转变。微创手术最初促使医生分为开放和腹腔镜两个阵营。现在可以肯定地说，两种方式是相互促进的（表 13.1）。

表 13.1　英国腹腔镜手术的重大事件

1992 年	第一例腹腔镜肾切除术
1994 年	第一例腹腔镜肾盂成形术
2000 年	第一例腹腔镜前列腺癌根治术

二、生理学问题

CO_2 是腹腔镜最常用的气体。其具有许多优越的性能——无色、不燃、便宜。CO_2 能被人体迅速吸收并容易扩散到身体组织中（减少了气体栓塞的可能性），但也可能导致并发症，包括高碳酸血症和与之相关的心律失常。

（一）压力对器官系统的影响

• 肺脏——向头侧移位的膈肌可能会降低功能性肺容量并导致更高的气道压力。

• 心脏——腹腔血管压力增加可能会减少静脉回流、增加心脏做功，并进一步导致血压升高。静脉回流减少会导致腿部静脉血液瘀滞，导致深静脉血栓（deep vein thrombosis，DVT）/ 肺栓塞（pulmonary embolism，PE）的风险增加。

• 肾脏——对肾动脉的压力效应导致血流减少，从而降低 GFR，导致钠潴留，进而抗利尿激素释放，导致水重吸收，这些影响会减少尿量。

（二）其他影响

• 胃肠道——减少对肠道的干扰会导致交感神经系统活化减弱，肠梗阻发生率降低，患者恢复正常饮食的速度比开放性手术快。

• 免疫系统——较少的术中解剖和操作，以及较低的术后疼痛，可使细胞因子更快地恢复到正常水平。虽然没有直接的证据，但许多腹腔镜手术的支持者认为这可改善肿瘤学结果。

见表 13.2 和表 13.3。

表 13.2　腹腔镜手术的局限性

绝对禁忌证	相对禁忌证
不可纠正的凝血障碍	病态肥胖
腹壁感染	腹部大手术病史
大量腹腔积血（或腹膜后积血）	肝肿大、脾肿大或肠梗阻
广泛性腹膜炎	良性腹水
怀疑恶性腹水	妊娠
肠梗阻	创伤 / 膈疝
急性青光眼	（气体进入纵隔或胸膜的风险）
颅内压升高	慢性阻塞性肺疾病

表 13.3　腹腔镜在泌尿外科的用途

恶性疾病	良性疾病
肾上腺肿瘤	良性肾脏疾病手术
肾切除术——根治性或部分切除	肾切除术
肾输尿管膀胱袖状切除术（尿路上皮癌）	肾部分切除术 / 囊肿切除术
	肾盂成形术
膀胱切除术——根治性或部分切除	结石手术
前列腺切除术	供肾切取
RPLND——睾丸癌	儿科手术
	隐睾手术
	抗反流手术
	女性尿失禁手术
	（如腹部耻骨阴道固定术）
	精索静脉曲张结扎术

三、腹腔镜根治性肾切除术或肾部分切除术

（一）根治性肾切除术

腹腔镜是治疗早期（$T_1 \sim T_2$）肾肿瘤的金标准。与开放性手术相比，该方法可减少失血量，减少术后疼痛并加快恢复速度。随着技术和设备的改进，腹腔镜下可完成更加困难的病例（如肾肿瘤伴肾静脉瘤栓）。腹腔镜与开放性手术的肿瘤学等效性已在 $T_1 \sim T_2$ 期肿瘤中被证实，早期证据支持进一步开展在腹腔镜下对更大的肿瘤和更复杂的病例进行手术（图 13.1 和图 13.2）。

（二）肾部分切除术

腹部影像学检查使用的增加使肾脏小肿物的诊断更加常见。这些小病灶通常是外生的，25% 是良性的，25% 是惰性的，50% 是非惰性的。肾部分切除术的益处是保留了在根治术中将被移除的肾单位。然而，因为有待提高的腹腔镜技术、长时间的局部缺血及气腹压对肾脏潜在损伤，开放性肾部分切除术仍是首选治疗方式。最初腹腔镜肾部分切除术仅用于小于 2 cm 的病变，然而现在，对手术方案起决定性因素的已经变为了病变部位（图 13.3）。

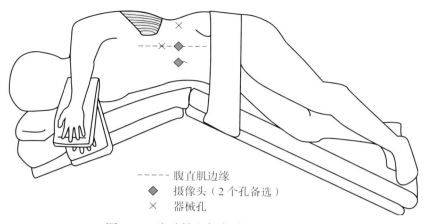

----- 腹直肌边缘
◆ 摄像头（2 个孔备选）
× 器械孔

图 13.1 腹腔镜左侧肾脏切除术的体位

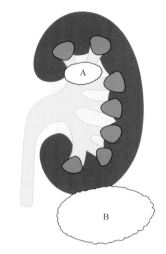

图 13.2 A：需要根治性肾切除的中央型小肿瘤，B：可做肾部分切除的外生型病灶

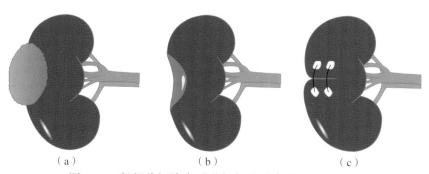

（a） （b） （c）

图 13.3 肾部分切除术后进行肾脏重建需要的步骤

四、腹腔镜供肾切取术

在过去的 50 年里，自从尸体肾切除获取移植肾可行，肾脏供求之间的差距就越来越大。活体供体肾切除术（利他性肾切除术）已发展成解决这一问题的一种方法。腹腔镜活体供肾切除术（laparoscopic living donor nephrectomy，LLDN）通过减少术后疼痛，缩短住院时间和改善供体的美观效果，消除了捐赠肾脏本身存在的一些不利因素。

LLDN 可以从任一侧经腹腔或后腹腔进行。最常见的方法是左侧经腹腔手术（图 13.4）。与尸体肾移植相比，活体肾移植使得受体的短期和远期肾功能更好。已显示 LLDN 后影响移植物功能的潜在风险因素与开放性手术相同。供体 / 受体年龄增加、免疫配型不理想、缺血时间延长都与肾功能受损 / 排斥相关。与开放性手术相比，LLDN 的缺血时间要长约 3 分钟，这可能导致移植肾功能下降。然而，没有早期或晚期并发症被证明是因由此导致的。

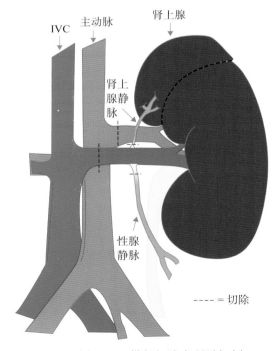

图 13.4　供肾切除术所需解剖

　　肾脏捐献的禁忌证在开放性手术和腹腔镜手术中都很相似，关键在于供体是否能长期维持可接受的肾功能。大多数符合开放性手术适应证的捐赠者都可以接受腹腔镜手术。随着越来越多的经验积累和更好设备的出现，之前LLDN 的禁忌证被逐一攻克，包括右侧供肾、多根血管、血管变异和肥胖。捐献者的并发症包括转为开放性手术的风险（报告为 0～13%）。人们会担心捐献者剩余肾脏的长期功能，目前随访时间相对较短，这意味着这个问题至少在 20～30 年内不会得到完整的答案。

五、囊肿

　　肾囊肿是肾脏中充盈着液体的病灶。大多数是良性单纯囊肿，不需要监测或治疗。囊肿可以通过 Bosniak 分级系统分类（基于 CT 标准）。Ⅲ级和Ⅳ级患者因恶性肿瘤风险较高应作部分或根治性肾切除术。先天性囊性病如多囊肾很少需要手术治疗（框 13.1）

框 13.1　Bosniak 分级系统

Ⅰ级
简单的囊肿与薄壁。没有增强。水密度

Ⅱ级
有几个薄分隔的囊肿或可能含有细小的钙化。没有增强。此组中也有高密度囊肿

ⅡF 级（也称为需要随访的Ⅱ级）
Ⅱ级相同，但囊肿中的分隔可能较厚且结节状。没有增强。包括任何大于 3 cm的Ⅱ级囊肿

Ⅲ级
不易定性的囊性肿块，增厚不规则，分隔增强

Ⅳ级
恶性囊性肿块具有Ⅲ类病变的所有特征，同时有增强的软组织成分，与分隔相邻而独立

　　Bosniak Ⅰ型和Ⅱ型囊肿偶尔需要治疗，要么因为它们变得过大以至于有症状，要么是囊肿正好覆盖了经皮穿刺通道所需要的区域。在这种情况下，

治疗结石之前需要先进行囊肿去顶。经皮穿刺治疗潜在感染的结石时如果穿到了囊肿可能会导致术后慢性囊性感染，因此需先使用腹腔镜处理囊肿。囊肿需要被打开，并且袋状化——这意味着开口需要被缝合以使其一直开放。这种手术的并发症是囊肿复发。

六、前列腺癌

腹腔镜根治性前列腺切除术旨在复制开放的根治性耻骨后前列腺切除术，同时降低与手术相关的并发症发生率。自推出以来，腹腔镜根治性前列腺切除术经历了许多改进，最著名的是机器人辅助手术（达芬奇手术机器人）。

前列腺癌的肿瘤生存数据需要长达 20 年的随访时间。大多数腹腔镜研究仅有 5～15 年的随访数据，因此无法进行明确的优劣比较。现有数据表明，机器人、腹腔镜和开放式前列腺切除术在生存方面无明显差异。

腹腔镜手术的优势在于手术视野的放大，这可以实现更好的解剖，从而更好地保留勃起神经，并改善术后控尿。约 70% 接受双侧保留性神经手术的男性能够在 12～18 个月时进行性交。保留单侧神经的手术效果差一些，成功率约 50%。无论手术操作的如何好，总是存在一定程度的轻微神经损伤，术前难以勃起的男性术后效果更差。

七、腹腔镜根治性或部分膀胱切除术

腹腔镜根治性膀胱切除术是一项高难腹腔镜手术，需要娴熟的腹腔镜技巧。这是一个时间很长的手术，需要专家团队配合以取得良好的结果。

开放或腹腔镜膀胱全切术的并发症发生率为 25%～50%，其中死亡率为 2%～5%。

尽管技术上可行，但腹腔镜膀胱根治手术存在明显的缺点，并且仅在全球少数有经验的医院进行。

八、腹腔镜肾上腺切除术

腹腔镜肾上腺切除术已变得越来越流行，现在是切除肾上腺病变的标准技术。肾上腺病灶可能是功能性的（如分泌醛固酮的腺瘤和嗜铬细胞瘤）、原发性肾上腺恶性肿瘤或转移性肿瘤。所有这些病灶都可以通过腹腔镜切除。

九、腹腔镜治疗泌尿系结石

历史上，结石是用开放手术进行治疗的。冲击波碎石（shock wave lithotripsy，SWL）、内镜设备和 PCNL 等微创技术的发明使这种手术在很大程度上变得多余。在 SWL、PCNL 和输尿管镜都失败或被认为不合适的情况下，应该使用腹腔镜进行结石治疗。

腹腔镜下取石手术最常见的适应症是在肾盂成形术修复的同时进行。其他适应证通常随意性较强，取决于专家个人经验和现有设备条件。适应症包括失败的 PCNL，异位肾脏（骨盆）和肾盏憩室结石或大体积结石（＞15 mm，输尿管上段）。

十、腹腔镜肾盂成形术

肾盂输尿管连接部梗阻（uretero pelvic junction obstruction，UPJO）阻塞尿液从肾盂进入上部输尿管。病因复杂，存在两个主要理论：异位肾动脉导致压迫性梗阻或交界处先天性肌纤维异常导致缺乏正常蠕动。结果导致肾脏集合系统扩张（肾积水）。若不治疗，可能会引起进行性肾损害，最终导致肾功能完全丧失。

产前超声检查可以发现大多数 UPJO 患者。那些没有进行筛查，或者迟发性 UPJO 患者可能会出现阵发性腰痛或腹痛，可触及的肿块或反复发作的尿路症状。

UPJO 并不总是需要治疗。手术适应证包括肾功能逐渐下降、发生结石或感染及持续性疼痛。现有一些治疗技术，如经皮肾镜下内切开术，逆行输尿管镜下内切开术和球囊扩张术来治疗 UPJO。但是，都比肾盂成形术成功率低。在某些情况下，仍可以考虑应用。受影响的肾脏功能不全（< 15%）表明应当选择肾切除术而不是肾盂成形术。先前失败的 UPJO 治疗使得再次手术在技术上具有挑战性，但不是腹腔镜肾盂成形术的禁忌证（图 13.5）。

开放性和腹腔镜肾盂成形术之间没有随机对照的比较，但非随机数据表明两者结果相似。并发症包括出血（5%），尿漏（10%）和再狭窄（2%～15%）。腹腔镜转开放手术的发生率为 0～4%。

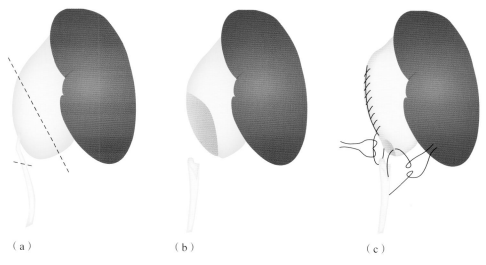

（a） （b） （c）

图 13.5 肾盂成形术的步骤

十一、其他腹腔镜手术

大部分开放的重建或控尿手术都有过腹腔镜下完成的报道。腹腔镜精索静脉曲张结扎术技术成熟，但在英国，超选择静脉造影下栓塞被认为是标准的治疗方式。

十二、未来进展

微创腹腔镜手术的目的是缩短住院时间和恢复期，减轻疼痛并改善美容效果。目前的改进包括使用弯曲器械通过单个脐部切口进行手术，称为单孔腹腔镜手术（laparoscopic endoscopic single-site surgery，LESS）。目前 LESS 花费更多，花费时间更长，需要更高技术，患者结局没有显著改善。其他处于研究阶段的技术还包括磁性牵开器、可弯器械、通过胃进入腹膜，以及通过阴道或其他开口取出标本。

延伸阅读

［1］Smith's General Urology, 17th edition, Chapter 9, E. Tanagho and J. McAninch (eds). McGraw-Hill, 2008.

［2］Textbook of Laparoscopic Urology, 1st edition. I Gill (ed.). Informa Healthcare, 2006.

［3］Text book of Practical Laparoscopic Surgery, 2nd edition, R. Mishra (ed.). McGraw-Hill, 2009.

（张树栋　译）

第十四章　小儿泌尿外科

Peter Cuckow

概述

1. 产前超声检查发现 1% 的胎儿出现肾积水，但多数是一过性的。
2. 有严重尿路感染的患儿中，约 40% 存在泌尿生殖系解剖异常。
3. 包皮过紧在男孩中很常见，但只有 1% 需要行包皮环切术。
4. 4 岁以上仍持续有尿床是常见的，且很少意味着会存在长期问题。
5. 儿童中恶性肿瘤少见，最常见的是肾母细胞瘤（Wilms 瘤）。

一、引言

儿童泌尿系统疾病分为先天性和后天获得性。初诊的时间可能是在产前超声筛查时、在常规的医疗检查后，以及在后期出现如尿路感染、尿失禁等症状时。了解胚胎和发育的知识对于理解常见和少见情况都很重要。许多问题都可采取保守治疗。当需要手术时，重点是保护肾功能、预防症状发生、促进正常发育和维持长期功能。

二、胎儿肾积水

产前有两次常规超声检查：一次是在初次扫描，另一次是在 16 ~ 20 周的异常形态筛查扫描。胎儿肾积水（antenatal hydronephrosis，AHN）是最常见的异常发现，约占 1%。异常的扫描需要孕期随访和咨询。尽管多数 AHN 是一过性的，积水的严重程度仍与出生后的疾病有相关性。超声提示潜在的病理因素，如局限于肾盂内的扩张可能是 UPJO 所致，然而同时涉及肾盂和输尿管的扩张则缘于膀胱输尿管连接部梗阻（vesico ureteric junction obstruction，VUJO）或膀胱输尿管反流（vesico ureteric reflux，VUR）。如果是双侧扩张，则可能由于膀胱出口梗阻，尤其合并膀胱壁增厚或尿液不能排出膀胱。患儿为男孩时，通常考虑是后尿道瓣膜（posterior urethral valves，PUV）。多囊性肾发育异常（multicystic dysplastic kidney，MCDK）、重复肾集合系统和输尿管囊肿均有特征性的表现。此外，液体摄入的减少或缺如也可提示少尿和肾脏功能不全。

对于严重的患者可采取终止妊娠或膀胱羊膜分流以缓解膀胱下方的梗阻。后一种选择目前并没有足够证据，不过却是临床研究的一个课题。出生后可预防性给予甲氧苄啶（每日剂量 2 mg/kg）和第 5 天复查超声。对于输尿管扩张，重复肾或双侧肾积水的病例，可做排泄性膀胱尿道造影以记录膀胱输尿管反流和膀胱出口梗阻。所有病例 6 周后复查彩超，如果 6 周时的彩超仍有异常则 3 月时再次复查。功能性影像学检查可待 3 月龄后进行，此时肾脏开始逐渐成熟。梗阻患者首选动态 MAG3 扫描是有梗阻病例的首选，而膀胱输尿管反流病例的首选 DMSA 扫描。最终的诊断见表 14.1。

表 14.1　诊断的比例

UPJO	38%
反流	21%
膀胱输尿管连接部梗阻	11%
后尿道瓣膜	10%
重复系统	8%
囊性肾发育异常	12%

（一）肾盂输尿管连接部梗阻（UPJO）

肾盂输尿管狭窄是 UPJO 最常见的病因。长期研究显示多数 UPJO 可自行缓解，研究同时也提出了肾脏进一步受损的危险因素。手术的指证包括前后肾盂直径大于 30 mm、分肾功能低于 40%、肾盏或严重的肾内扩张或随访时情况有恶化。Anderson-Hynes 离断式肾盂成形术是治疗的术式选择，切除 UPJO 部分并建立一个宽的吻合（第十三章，图 13.5）。

小于 15 mm 的扩张在随访时并未有进一步加重，患儿可在首次复查扫描后出院。不过，会使大量存在中度积水的患儿需要常规随访。梗阻持续加重很少发生在 4 岁以上的儿童。在较年长的儿童中，合并间歇性腰部疼痛的 UPJO 常由下极血管压迫肾盂下输尿管所致。经常通过腹腔镜手术治疗，吻合口在血管前方。

（二）膀胱输尿管反流（VUR）

膀胱输尿管连接部的瓣膜作用不全可引起尿液反流入肾脏。作为胎儿肾积水的一个常见诱因，反流常通过预防性使用抗生素来保守治疗。膀胱输尿管连接部的逐渐成熟使其在前 5 年有高自愈率，但严重肾积水伴功能不全者自愈可能性较低。对于伴反流的男孩，重要的是通过排泄性膀胱尿道造影检查全尿道排除后尿道瓣膜。

即使没有尿路感染病史，膀胱输尿管反流也经常合并影像学表现上的肾脏发育异常和功能减弱。通过感染上行和感染性尿液肾内反流，有反流的患儿容易继发肾脏损伤。常会导致肾极的特征性瘢痕形成，且主要在第一次感染期发生，但是及时的抗生素治疗可缓解。

预防性抗生素可一直给予直至如厕训练后，此时手术指证包括突破感染、不能顺应的形态、影像学随访显示扩张或功能持续恶化，以及不能缓解的反流。

首选手术是内镜下注射一种惰性凝胶（如膨化剂）于反流的输尿管开口下。开放手术用于更严重的病例，如无法行内镜下注射或注射治疗失败的。较年长儿童应避免排泄性膀胱尿路造影和尿管置管所引起的不适，而是用 MAG3 间接膀胱成像来替代。膀胱输尿管反流及其肾脏转归仍是儿童中终末期肾衰竭的主要原因。

（三）后尿道瓣膜（PUV）

后尿道瓣膜在男孩中可引起肾输尿管积水和继发性膀胱输尿管反流，且在非充分显影的排泄性膀胱尿路造影中非常容易漏诊。发生时间更早如胎儿期或情况更严重的病例，其肾脏和膀胱的异常发生率会增高，严重者在出生时会有肾衰竭和呼吸窘迫（由于肺发育不全）。治疗初期可采取尿管引流，在内镜下瓣膜消融术前改善原有的肾功能。随着新生儿护理和肾衰竭处理的进展，患儿的生存率已得到提高，严重病例可维持到进行肾移植。需要通过膀胱造瘘或输尿管造瘘分流尿液的病例已很少，不过膀胱重建仍是建立安全储尿器以改善肾功能或为肾移植做准备的重要手段。

（四）膀胱输尿管连接部梗阻（VUJO）

膀胱输尿管连接部梗阻（也称作巨输尿管或肾输尿管积水）的特征性表现是可见的输尿管扩张直至膀胱水平且肾脏积水相对较轻，其预后较肾盂输尿管梗阻较好（图 14.1）。预防性使用抗生素后肾积水有机会可以自我缓解，但是也有部分患儿肾功能会进行性恶化或发生突破感染并在早期便需要手术干预。早期的干预可以是单纯引流，如同侧的输尿管造瘘或开放置入双 J 管。此操作可推迟膀胱手术（锥形输尿管再种植术），该手术通常很成功但可能会影响膀胱的早期发育。

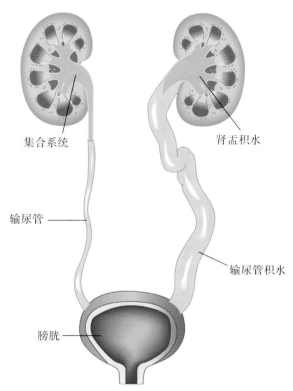

集合系统

肾盂积水

输尿管

输尿管积水

膀胱

图 14.1　膀胱输尿管连接部梗阻

（五）重复尿路

重复集合系统在 100 个女孩中有 1 例，200 个男孩中有 1 例。严重病例同时需要功能性影像学和膀胱造影检查来确定肾功能、输尿管和膀胱的解剖（图 14.2）。大部分病例重复输尿管在汇入膀胱前融合（部分重复），且相关症状很少。在完全重复病例中，下段的重复输尿管通常共用一个血供并交叉而行，所以上肾部的输尿管开口在三角区，位于在下肾部输尿管开口的靠内、靠下方（Meyer-Weigert 定律）（图 14.3）。异位输尿管口与肾单位发育不良的程度相关。下肾部易引起反流且相对更难自愈，不过可通过内镜下注射进行治疗。下肾部在功能差时有肾输尿管切除指证，可利用腹腔镜切除下段的输尿管，减少残端相关并发症。一些上肾部的输尿管末端有输尿管囊肿，并常伴有上肾部的肾功能不全并需要行半肾切除。输尿管囊肿可引起膀胱出口梗阻并影响部分的肾功能，所以内镜下穿刺可用于早期减压。输尿管囊肿可引起反流，部分患儿除了半肾切除还需要进行开放膀胱手术，以切除输尿管囊肿、修复三角区和重新植入下肾部的输尿管。

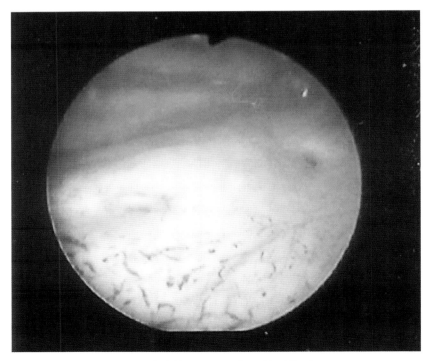

图 14.2　膀胱镜下所见重复左输尿管开口

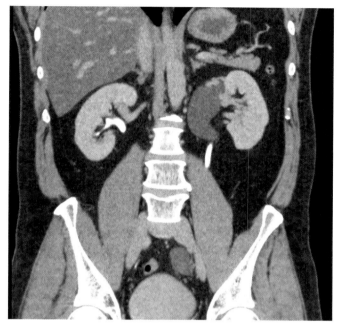

图 14.3　重复输尿管

（六）多囊性肾发育异常

多囊性肾发育异常是单侧肾发育不全的常见原因。这些囊性肾脏没有肾功能，通常伴萎缩以至于在孕期或头两年的超声检查无法探查到。如果对侧肾正常则转归通常是好的，手术（通常是腹腔镜肾切除术）指证包括超过6 cm 不会萎缩的巨大肾脏且持续超过 2 年的病例。理论上高血压和肿瘤转化的长期问题极少发生。

三、尿路感染

尿路感染发生在 2% 的男孩和 8% 的女孩中。大多数男孩在 1 岁内发病，但是女孩通常起病更晚，约在学龄期。在胎儿诊断之前，尿路感染是泌尿道解剖异常的主要表现。有严重尿路感染的患儿中，约 40% 合并解剖异常（表 14.2）。

表 14.2　与尿路感染相关的解剖异常

膀胱输尿管反流	29%（膀胱输尿管反流伴瘢痕 14.5%）
肾盂输尿管 / 膀胱输尿管连接部异常	4.5%
重复系统畸形	4.5%
其他	2%

早期发生和相对更严重的尿路感染通常与解剖异常相关，在 2007 年 NICE 发布的指南中指出要避免不必要的创伤性检查。排泄性尿路造影和功能性影像学检查应该在伴有严重症状、反复尿路感染和初次超声检查显示有异常的 1 岁以内的患儿中进行。尽管尿液试纸可以帮助早期诊断，但实验室尿液培养仍应该进，以明确诊断和确认正确的抗生素。一般以肠道微生物为主，最常见的是大肠杆菌。

后期起病的尿路感染常与排泄功能障碍有关，如未能形成定期排尿或排便习惯而可能同时有尿失禁和便秘。严格的行为管理是避免反复和长期感染的首选措施，并且可以给部分患儿预防性使用抗生素和通便药物。益生菌和维生素 C 是帮助避免感染的有效辅助药物。

四、生殖器异常

（一）包皮

对于包皮的正常发育目前知之甚少。包皮不能上翻及阴茎头和包皮内层的粘连在幼年是常见的。只有 1% 的男孩需要行包皮环切术，主要是在较年长患儿中防止瘢痕影响包皮上翻（干燥性闭塞性龟头炎）。尽管龟头炎（不明病因的炎症）和包皮鼓胀会引起儿童期的苦恼，安慰应该是首选的方法，因为这些常见问题可以被解决且无长期影响。包皮环切术在一部分患儿会引起严重并发症，需要行尿道口成形术的尿道口狭窄病例占 2%～5%。

（二）睾丸

睾丸的下降一般发生在 3 月龄前并随着激素作用的引导，所以隐睾一般出现在早产儿且发生率在 6 月龄时下降至 1%。新生儿和全科医生的检查增加了专科转诊，但是仔细的体检仍可发现正常的活动的睾丸。那些可回缩的睾丸若能够轻松地拉至阴囊处是不需要手术的。开放睾丸固定术对于 6～18 个月患儿的真实的隐睾是有效的治疗方法。

隐睾中有 10% 是触摸不到的，可以选择使用腹腔镜进行探查，寻找腹腔内睾丸或明确其缺失或萎缩（后一种情况可能由于扭转）。在术中，可同时行一期腹腔内睾丸下降固定术或对严重异常的睾丸行切除术。如果一侧睾丸缺失，正常侧睾丸需行固定术以减少此后发生扭转的风险。分期睾丸固定术可在 6 个月后完成，成功率约 80%。

根据统计，隐睾患者生育能力下降且睾丸癌风险增加 5～10 倍。就个体患儿来说，这些风险可能与睾丸结构异常的严重程度成比例相关。

随着睾丸下降，腹腔沿阴囊内引带向下有一突出，称为腹膜鞘状突，一般在出生后早期闭合。宽的、持续的鞘状突未闭会引起腹腔内容物疝出，并需要尽快手术以避免嵌顿或绞窄疝。狭窄的交通可以使液体聚集包围在睾丸周围，这也是儿童（交通性）鞘膜积液的原因。该症状在新生儿常见，但大部分在 1 岁内可自愈。手术（疝切开术）只在肿块持续存在或体积较大时考虑。

患儿急性阴囊痛和肿胀最常见的原因是特发性阴囊水肿或睾丸及附属物扭转。附睾睾丸炎相对少见。睾丸自身扭转常见于青春期。尽管有一些特别的症状帮助鉴别这些病因，临床的不确定性和基于安全性的考虑通常导致诊断性探查，且当明确有扭转时则固定双侧睾丸。

（三）尿道下裂

尿道下裂属于阴茎腹侧发育异常，其特点是包皮在背侧呈帽状堆积，尿道口出现在正常尿道口近端，伴一定程度的腹侧弯曲（阴茎下弯畸形），每300 例男婴中有 1 例。严重的分型在出生时伴两性特征模糊的外阴部生殖器官，尤其是那些具有不对称性腺器官者需要就性发育异常行进一步检查（见下文）。大部分患儿（80%）尿道口位于阴茎远端，阴茎弯曲由于皮肤束带引起，1 岁左右的单次手术可有较好效果。其余尿道开口位于更近端的病例，阴茎下弯更严重并需要分两期进行矫正，间隔 6 个月。第一期为阴茎下弯矫正术，利用多余的皮肤移植到阴茎腹侧，并将阴茎头分开形成一个宽的尿道板。这在二期手术时可以轻易分层闭合。尽管有很好的预后报道，尿道下裂修复仍伴有严重的并发症包括尿道口狭窄、尿道狭窄、尿道瘘和完全离断。

（四）性发育异常

胚胎早期的生殖器官是相同的，默认的路径是分化至女性。在男性，睾丸决定基因在 Y 染色体（sex-determining region on the Y chromosome，SRY）引导性腺分化为睾丸。Müllerian 抑制物质（Müllerian inhibiting substance，MIS）由 Sertoli 细胞产生，可停止子宫、输卵管和近端阴道发育。睾丸间质细胞（leydig cells）分泌的睾酮通过雄激素受体作用形成男性阴茎、尿道和脉管系统。性发育异常（旧称为间性状态）是这条通路的一个缺陷引起的，并在出生时表现为模糊的两性特征。这是需要紧急处理的状态，确定婴儿的性别，关系到之后的抚育，且应该有多学科团队共同处理。临床检查、血和尿的生化检验、染色体核型分析、和盆腔超声是最初的主要检查手段。内分泌激素刺激试验和腹腔镜探查性诊断是选择性使用的。

五、尿失禁

大部分儿童排尿训练一般从 2 岁半左右开始，且在 1 年后可达到夜间干燥。这一过程延迟到 4 岁左右也并非异常。持续性的单纯夜间遗尿是常见的，检查结果通常都是正常的，且该症状在儿童期可自愈。可以考虑使用去氨加压素、床头闹钟和抗胆碱能药物，但如果患儿自身没有积极性也可能会失败。

日间尿失禁最常见与膀胱排空功能障碍相关，也可能存在潜在的器质性因素。仔细进行病史评估和生殖器检查，以及进一步的排尿频率容量图表、尿流率和泌尿系超声可以提供全面的评估。有创的影像尿流动力学需向膀胱经耻骨上穿刺置入测压导管，只选择性地在严重的患儿中使用。功能性尿失禁可通过膀胱再训练配合酌情使用预防性抗生素、抗胆碱能药物和轻泻剂。引起日间尿失禁相对较少的器质性因素包括泌尿道结构异常、神经源性膀胱，以及女孩中的异位输尿管和男孩中的后尿道瓣膜。

（一）神经源性膀胱

该疾病与脊膜膨出、骶骨发育不全、肛门直肠异常、脊柱肿瘤或罕见感染如横贯性脊髓炎等相关。这些患儿都可能有膀胱功能障碍。有时，异常的影像尿动力学检查促进了诊断性脊柱磁共振检查。根据膀胱容量、括约肌及逼尿肌功能、膀胱功能异常有不同的类型。尿动力学评估可以指导治疗、膀胱过度活动可通过服用抗胆碱能药物缓解、排空障碍可通过间歇性清洁导尿治疗——这些都是保守治疗的基本组成部分。对于小容量或者高压力膀胱患儿，可能需要用回肠扩大膀胱以解决持续性尿失禁或者当合并更紧急的上尿路损害时。用可置管的阑尾成形管道（Mitrofanoff）可以提供有效的排空。在伴括约肌功能不全的儿童中较少使用人工括约肌，同步的膀胱颈部操作相对是首选。逼尿肌注射肉毒素仍在评估中。

（二）膀胱外翻和尿道上裂

原发性膀胱外翻是腹壁和盆腔的一种罕见畸形，每30 000出生儿中有1例。盆骨两侧耻骨端分离，腹直肌也在脐下分裂于外翻膀胱的两侧，未闭合的膀胱敞开外翻于下腹正中线。外翻膀胱下方连接阴茎背部开放处。重建是很复杂的过程，在英国只有两家医院可以进行。

原发性尿道上裂是类似的先天性异常，但更罕见，表现为尿道在阴茎背侧有不同程度的缺损。在所有女患儿和大部分男患儿膀胱颈部都有累及并伴有尿失禁。重建需兼顾到生殖器官和尿失禁问题。严重的背侧弯曲是阴茎问题的主要特征。许多患者最后需要膀胱重建术和Mitrofanoff成形术。

六、癌症

（一）肾脏 Wilms 瘤（WT）

儿童中最常见的泌尿系恶性肿瘤，每年100万儿童中就有8例。临床表现一般在1～5岁间出现，如腹部肿块，有时伴腹痛和高血压。WT通常伴随着一些综合症。

影像学检查可通过超声、CT 或 MRI 来确诊，了解肿瘤扩散情况并评估手术可行性。鉴别诊断包括中胚层肾瘤（一种 6 月龄前出现的良性肿瘤）和肾外神经母细胞瘤（特征是尿液中肿瘤分泌的物质浓度升高）。

手术时的肿瘤分期及组织学类型决定了化疗和放疗的程度。绝大部分患儿 5 年生存率超过 85%。双侧肿瘤病例（约占 10% 的 WT）的生存率超过 70%，但是需要行更保守的肾部分切除术来保留肾功能。

（二）横纹肌肉瘤（RMS）

泌尿生殖系横纹肌肉瘤发生在 10 岁以下患儿，每年 100 万儿童中就有 1 例，表现为排尿障碍、血尿、盆腔 / 腹腔肿块或肉眼可见的会阴部肿瘤生长。影像学诊断及穿刺后可行化疗，化疗后可手术切除残余肿瘤。放疗在此疾病治疗中有重要作用。清瘤同时保留膀胱功能和控尿是可以实现的，不过在严重或复发病例需要行根治性切除和尿流改道。总体生存率超过 60%。

延伸阅读

［1］Pediatric Urology. Gearhart JP, Rink RC and Mouriquand PDE (eds). WBSaunders, 2001.

［2］NICE Guidelines on the Investigation of Urinary Tract Infection in Children.www.nice. org.uk

［3］Cuckow PC,Nyirady P and Winyard PJD.Normal and abnormal developmentof the urogenital tract. Prenat Diag 2001; 21: 908–16.

［4］Woodward M and Frank D. Postnatal management of antenatal hydronephrosis.BJU International 2002; 89: 149–56.

［5］Brain CE, Creighton SM, Mushtaq I, et al Holistic management of DSD. BestPract Res Clin Endocrinol Metab 2010; 24(2): 335–54.

［6］Hutson JM, Balic A, Nation T, et al. Cryptorchidism. Seminars in Ped Surg 2010; 19: 215–24.

［7］Ahmed HU, Arya M, Tsiouris A, et al. An update on the management of Wilms' tumour. Eur J Surg Oncol 2007; 33: 824–31.

［8］Baskin LS and Ebbers MB. Hypospadias: anatomy, etiology and technique.J Ped Surg 2006; 41: 463–72.

（徐 磊 译）

第十五章 泌尿系创伤

Tamsin Greenwell

概述

1. 前尿道损伤导致的狭窄常需要延期尿道成形手术治疗。

2. 大部分后尿道损伤是交通事故导致的。

3. 腹部创伤伤及膀胱者少见，膀胱损伤常由钝性损伤引起。

4. 大部分输尿管损伤是手术导致的医源性损伤，常表现为局部梗阻或输尿管瘘。

5. 大部分钝性肾脏创伤损伤轻微，但严重损伤可见于68%的贯通伤和25%钝性伤。

一、尿道创伤

（一）前尿道损伤

前尿道损伤分为部分断裂和完全断裂，框 15.1 列出了导致前尿道损伤的病因。

框 15.1　前尿道损伤病因
• 钝性损伤：骑跨伤，会阴部踢伤
• 贯通伤：枪伤，刀刺伤
• 性活动损伤：异物伤，阴茎断裂，卡压伤
• 医源性损伤：导尿，经尿道内镜手术，阴茎手术

尿道损伤的病史可以表明尿道损伤的机制，不能排尿是尿道损伤的显著特点。查体可以看到尿道外口流血，也可以在 Buck 筋膜或 Colles 筋膜下出现血肿或尿液囊肿（图 15.1）。

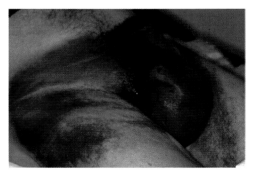

图 15.1　前尿道损伤后局部擦伤的表现

可以小心地试行导尿，如果遇到阻力则马上停止并行耻骨上膀胱造瘘。如果是贯通伤则需立即清创。

以下情况可以行前尿道损伤一期修复：

- 患者生命体征稳定；
- 贯通伤；
- 局部损伤同时需要清创处理；
- 局部血肿不严重；
- 伴有阴茎断裂。

如果尿道广泛损伤，则清创后旷置尿道。观察至少 3 个月以后，视局部尿道狭窄的情况再决定具体的尿道成形手术方式。

（二）后尿道损伤

后尿道损伤分类见框 15.2。

框 15.2　后尿道损伤分类

- 尿道被拉长但没有破损
- 尿道部分断裂
- 尿道完全断裂
- 复杂损伤（伴有膀胱颈口或直肠损伤）

后尿道损伤病因见框 15.3。

框 15.3　后尿道损伤病因

- 贯通伤：枪伤，刀刺伤
- 骨盆骨折相关损伤：交通伤，高处坠落伤，工业事故
- 医源性损伤：TURP 及其他内镜手术，前列腺根治术

（三）骨盆骨折尿道离断

骨盆骨折发生率为（20～30）/10 万，骨盆骨折患者中有 2%～25% 会发生骨盆骨折尿道离断（pelvic fracture urethral distraction defect，PFUDD）。其发生机制是垂直暴力和（或）骨折碎片刺伤导致固定在骨盆的膜部尿道从相

对移动度较大的球部尿道撕脱。10% 的 PFUDD 发生在单纯骨盆骨折患者，其余 90% 则为多发损伤。主要致伤原因为车祸伤，其他原因还包括坠落伤和挤压伤。

大部分的后尿道损伤都伴有其他一些严重损伤。患者伤后评估及处理包括明确受伤原因、创伤抢救及相关损伤的处理。

以下情况需怀疑 PFUDD：伤后尿道外口出血、患者不能排尿、膀胱憋胀、直肠指检前列腺上移、骨盆骨折耻骨支移位、会阴区 Colles 筋膜内血肿致局部皮下呈蝴蝶状青紫表现。

可以小心地试行导尿，如果遇到任何阻力则马上停止并行耻骨上膀胱造瘘。如果患者一般状况稳定可以行逆行造影明确尿道损伤情况（图 15.2）。

患者生命体征稳定后，泌尿外科医生需对患者的尿道损伤行进一步处理。

各种外科处理方法术后平均尿道再狭窄率、ED 及尿失禁状况见表 15.1。

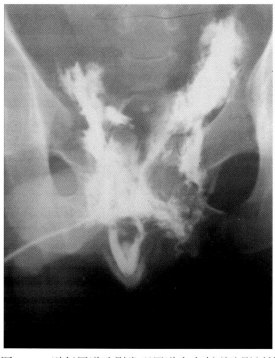

图 15.2　逆行尿道造影发现尿道完全断裂造影剂外渗

表 15.1 后尿道损伤各种外科处理方法术后平均尿道再狭窄率、ED 尿失禁状况

	再狭窄	ED	尿失禁
一期开放吻合	62%	31%	15%
延期开放吻合	20%	71%	0
一期开放会师	61%	39%	14%
一期内镜下会师	64%	25%	5.6%
二期内镜下手术	82%	36%	5%
二期球后尿道吻合	17%	14%	9%
单纯骨折导致的 ED		33%～50%	

（四）医源性后尿道损伤

常见于老年男性开放或内镜下前列腺手术后。治疗的目标是重建尿道通畅并保护患者控尿功能。可以首先行尿道扩张，继而行清洁的间歇自我导尿。如果该治疗方法失败，或者患者不接受可以选择其他治疗方法，如膀胱造瘘。如果患者能够接受术后可能发生尿失禁并需后续安装人工尿道括约肌治疗此类风险的话，可以选择开放手术治疗。

（五）女性尿道损伤

女性尿道损伤占女性骨盆骨折患者 6%，其中有一半的患者在就诊时被忽视，尿道损伤患者常常会伴有阴道损伤。女性尿道部分撕裂或中度损伤后期会表现为尿失禁。框 15.4 为女性尿道损伤分类。

> **框 15.4 女性尿道损伤分类**
> - 轻度——仅尿道神经支配受损，远期可能会发生尿失禁（25%）
> - 中度——尿道纵向撕裂，远期可能会发生尿失禁（17%）
> - 重度——尿道撕脱，为经典的 PFUDD 表现（58%），在膀胱颈口，近端及远端尿道均可发生

此种情况最为安全的处理方法是先行耻骨上膀胱造瘘，后期再转诊到尿道修复专家进一步行后期治疗。延期处理的方法跟尿道损伤的程度有关。轻中度损伤常会引起尿失禁，可以通过在膀胱颈部安装人工尿道括约肌来治疗。严重的尿道损伤会导致尿道闭锁，需行尿修复重建治疗。伤后需即刻手术修复的指证同男性 PFUDD。

二、膀胱损伤

膀胱损伤占腹部损伤的 2%，其中钝性损伤占 67%～86%，贯通伤占 14%～33%。膀胱损伤分为腹膜内型和腹膜外型。表 15.2 列出了美国创伤外科协会对膀胱创伤的严重程度分级标准。

表 15.2　膀胱损伤严重程度分级

分级	损伤类型	具体损伤情况
I	血肿	挫伤，膀胱腔内血肿
II	裂伤	膀胱壁部分撕裂
III	裂伤	腹膜外型裂伤＜ 2 cm
IV	裂伤	腹膜内型裂伤＞ 2 cm
V	裂伤	腹膜内型或腹膜外型裂伤累及膀胱颈口或输尿管口（三角区）

患者病史采集时需阐明受伤机制。查体常会发现肉眼血尿、腹部压痛、不能排尿、耻骨上方紫斑及腹胀。

尿外渗会导致会阴区、阴囊、大腿及腹前壁水肿。

逆行造影诊断膀胱损伤的准确率为 85%～100%，应该包括膀胱充盈状态（注入至少 350 mL 造影剂）和排空状态的图像。也可以选择 CT 膀胱造影。图 15.3 显示了腹膜外和腹膜膀胱损伤的膀胱造影。

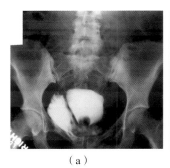 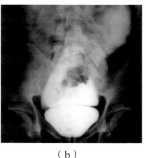 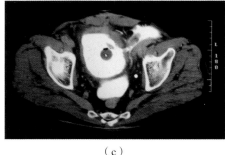

（a）　　　　　　　　（b）　　　　　　　　（c）

图 15.3　（a）腹膜外型膀胱破裂；（b）腹膜内型膀胱破裂；（c）CT 显示腹膜内和腹膜外型膀胱破裂

钝性损伤导致腹膜外破裂的处理是导尿并留置尿管 14～21 天。有些情况需要手术处理，例如，膀胱颈损伤、膀胱壁发现骨折碎片或者膀胱壁被骨头卡压。

贯通伤导致的腹膜外型破裂需要手术干预及修复，钝性或贯通伤导致的腹膜内型破裂均需手术，如果不处理会因尿液刺激会产生腹膜炎。

术后或引流后 14～21 天行膀胱造影或 CT 三维膀胱成像检查以评价伤口愈合状况。

三、输尿管损伤

放疗会损伤输尿管。输尿管是对放疗最敏感的腹腔器官，只能耐受 20～25 Gy 放疗剂量，比常用的放疗剂量小得多。损伤发生于子宫阔韧带底部从输尿管开口开始，最长可达 4～6 cm。

然而大部分输尿管损伤为医源性，发生在手术后。其中 57% 为妇科手术导致，21% 为产科手术导致，以及 7% 发生在输尿管镜术后。子宫切除术后输尿管损伤的发生率为 0.05%～1.00%，开腹手术发生率要比腹腔镜手术发生率高。

输尿管损伤可以表现为输尿管梗阻或者输尿管瘘。梗阻症状常在术后 5 天之内发生，而输尿管瘘常在 5 天之后发现。输尿管瘘差不多总是伴有不同程度的梗阻症状。

输尿管损伤的分类见框 15.5。

框 15.5　输尿管损伤分类

Ⅰ 血肿：挫伤或血肿，没有血管损伤
Ⅱ 裂伤：离断 < 50%
Ⅲ 裂伤：离断 > 50%
Ⅳ 裂伤：完全离断，缺血段输尿管长度 < 2 cm
Ⅴ 裂伤：撕脱，缺血段输尿管长度 > 2 cm

影响输尿管手术修复成功的因素有：

- 损伤长度：< 5 cm 成功率高（80% +），> 5 cm 成功率低（40%）
- 既往放疗史降低成功率（从 80% 降至 60%）
- 治疗时机：即刻修复的成功率最高（100%），后期修复成功率最低（73%）

评估可疑的输尿管损伤通常使用 IVU 或 CT 造影。B 超检查可以明确梗阻引起的积水状况。

可以尝试内镜下输尿管插管，单纯肾造瘘处理是不够的。对于短段部分梗阻顺行插管的成功率为 50%～90%。对于更长的狭窄患者不能即刻手术的采用顺行或逆行插管的方法治疗也可有成功治愈可能。

输尿管损伤有时需手术治疗。当输尿管不够长，不能行无张力吻合时膀胱可以上翻替代输尿管（腰大肌悬吊技术或者 Boari 膀胱瓣）。腰大肌悬吊技术可以单独或配合其他技术使用，可以稳定再植的输尿管。

当盆腔内输尿管缺损无法再吻合，有时需将患侧输尿管与对侧输尿管做端侧吻合。因为有代谢相关并发症及结石形成的风险，回肠代输尿管技术很少使用。

原位输尿管造口在一些紧急情况下使用以缓解病情。如患侧肾脏功能很差或者患者年龄较大不适合造瘘有时会考虑患侧肾切除。

四、肾脏创伤

肾脏创伤发生率为 5/100 000 人，在创伤患者中的发生比例为 1.20%～3.25%。

大部分的肾脏创伤为钝性损伤，由于车祸或高处坠落导致。在英国，贯通伤导致的肾损伤占 5%。成年人的肾脏创伤常跟患者既有的肾脏疾病有关，如肾积水、肾囊肿、肾肿瘤及异位肾脏等。

大部分钝性损伤症状轻微，但贯通伤中有 27%～68% 为严重损伤，而钝性损伤中有 4%～25% 为严重损伤。相关器官的损伤发生率为 20%～94%。

框 15.6 显示了肾脏损伤的分级。

初步评估受伤史应该明确受伤机制以及生命体征状况、贯通伤的入口和出口损伤情况、腰部瘀血及肋骨骨折情况。

框 15.6 美国创伤外科协会肾脏损伤分级

1. 挫伤 / 血肿
• 泌尿系检查未见异常，血尿 / 包膜下非扩张性血肿。
2. 血肿 / 裂伤
• 局限于后腹膜的非扩张性肾周血肿 / <1 cm 皮质裂伤无尿外渗。
3. 裂伤
• 1 cm 皮质裂伤无集合系统损伤或尿外渗。
4. 裂伤 / 血管损伤
• 肾实质裂伤贯通皮质，髓质以及集合系统 / 主要肾动脉，肾静脉损伤血肿形成。
5. 裂伤 / 血管损伤
• 肾脏完全碎裂 / 肾门撕脱血管断裂。

肾损伤患者 80%～94% 会伴有血尿，但是当血管蒂损伤或贯通伤时可能会没有血尿。贯通伤中一半的患者属于 3～5 级损伤，均需立即行 CT 检查和或手术探查（框 15.7）。

框 15.7 钝性肾损伤的处理

成人钝性肾损伤（＞16 岁）
• 12.5% 患者为 3～5 级损伤。
• 如果发现肉眼血尿或镜下血尿以及收缩压 < 90 mmHg 时需行 CT 检查。
• 如果患者为镜下血尿并且收缩压＞90 mmHg 则不需要行影像学检查。
儿童钝性损伤
• 肉眼血尿则行 CT 检查。
• 镜下血尿时如果每高倍镜视野下红细胞＞50 个则行 CT 检查。
• 镜下血尿每高倍镜视野下红细胞＜50 个则不需影像学检查。

可以初步行增强 CT 检查，准确率为 65%～95%。CT 可以显示血管损伤，肾实质裂伤，尿外渗或肾周血肿，也可以发现其他腹内脏器损伤（图 15.4）。

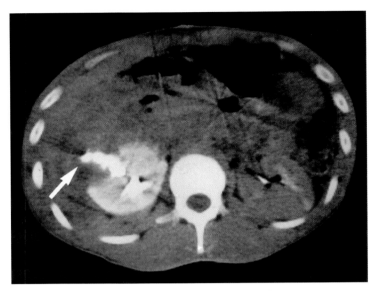

图 15.4　增强 CT 显示 3 级肾损伤

如果患者需要紧急手术探查，可以给予患者行单次 IVP 检查，使用 2 mL/kg 剂量造影剂 10 分钟后拍片检查。对于任何 4～5 级的损伤在 36～48 小时保守治疗后可以再行增强 CT 检查。

肾脏手术探查绝对适应证是：持续存在威胁生命的血肿、肾蒂撕脱或不断扩张的波动性血肿或不能局限的腹膜后血肿。

肾脏手术探查相对适应证见框 15.8。

框 15.8　肾脏探查：相对适应证

1. 肾盂大的裂伤或者肾盂输尿管连接部撕脱
2. 伴有肠道或者胰腺损伤
3. 持续尿外漏，术后尿液囊肿或肾周脓肿经皮肾技术或内镜技术处理失败
4. 术中 IVU 发现异常
5. 肾实质节段性坏死导致尿瘘
6. 孤立肾或双肾动脉完全血栓形成或肾灌注尚存
7. 肾动脉损伤血管造影失败
8. 肾血管性高血压

13%～100% 的患者需要行肾切除。在贯通性损伤，高速损伤或者整体损伤比较严重的患者中需肾切除的比例较高。如果患者有严重的肾动脉损伤，即刻肾切除的处理预后是最好的。当发生双侧肾动脉损伤，孤立肾肾动脉损伤或患者条件能够进行简单肾动脉修补时必须手术进行探查并修补。

1 级或 2 级肾脏损伤，或稳定的 3 级损伤没有肾脏节段性坏死者随访不需影像学检查。4 级或 5 级损伤应该在 26～72 小时后复查增强 CT，也需要同位素肾图检查。

继发血肿在 3 级或 4 级损伤中的发生比例为 13%～25%，常由肾动静脉瘘或假性动脉瘤形成引起的。选择性栓塞可以处理这些并发症。

肾动脉栓塞、血肿挤压肾实质及肾纤维化可以导致肾脏缺血，从而导致肾素分泌过多。发生率随着肾脏损伤程度的增加而增加，平均为 5.2%（0.6%～33.0%）。术后高血压可能与此有关，随访需行定期血压监测。肾切除是最常用的治疗方法。

6.4% 患者会发生肾衰，16.0% 患者会发生肾功能减退。这种情况在 4 级和 5 级损伤中最为常见。

延伸阅读

[1] Consensus Statement on Urethral Trauma. Chapple C, Barbagli G, Jordan G, et al. BJU Int 2004; 93: 195–202.

[2] Pelvic fracture injuries of the female urethra. Venn SN, Greenwell TJ and Mundy AR. BJU Int 1999; 83: 626–30.

[3] Organ injury scaling. III. Chest wall, abdominal, vascular, ureter, bladder and urethra. Moore EE, Cogbill TH, Jurkovich GJ, et al. J Trauma 1992; 33: 337–9.

[4] Buckley JC, McAninch JW. Revision of Current American Association for the Surgery of Trauma Renal Injury Grading System. J Trauma 2011; 70; 35–7.

[5] Ureteral injuries: apropos of 42 cases. Benchekroun A, Lachkar A, Soumana A, et al. Ann Urol (Paris) 1997; 31: 267–72.

（王建伟　译）

第十六章 阴茎癌和性别重塑

Majid Shabbir，Nim Christopher

概述

阴茎癌

1. 一种罕见的疾病，英国每年约有 350 个新发病例。

2. 早期诊断和治疗对确保良好预后至关重要，如果对诊断存有疑问，推荐组织学活检和早期转诊到专科中心。

3. 专科中心的集中资源显著增强了对阴茎癌的理解、诊疗技术及预后。

4. 阴茎保留手术技术联合动态前哨淋巴结活检的应用，降低了手术治疗的影响，并维持了阴茎的形态和功能，具有良好的肿瘤治疗和美容效果。

5. 密切随访和早期检测肿瘤复发对良好的长期预后至关重要。

性别重塑

1. 英国每年发生率：1/30 000 女性变为男性（female to male，FTM），1/10 000 男性变为女性（male to female，MTF）。

2. 专业的性别鉴定诊所对患者的评估、诊断和初步治疗是必要的。

3. 哈利·本杰民标准（Harry Benjamin criteria）在国际上被应用于性别重塑全过程。

4. 英国的生殖器变性手术：MTF > 200 例 / 年，FTM > 50 例 / 年。

5. 生殖器变性手术是一个多阶段、多学科的复杂过程，专业的中心有最好的治疗结果。

一、阴茎癌

阴茎癌在欧美地区男性恶性肿瘤占比＜1%，较为少见。早期诊断是阴茎癌管理的关键，它能提供最佳的治疗时机并能保留阴茎。然而生殖器问题引起的尴尬、恐惧及耻辱会延迟患者就诊时间，最终常常导致一个简单的可治愈的病变变为需要根治性手术治疗的疾病。

（一）临床表现

阴茎癌的发现可以比较困难。微小恶性病灶可以很难与良性病灶区分，这种罕见的情况意味着大多数泌尿外科医师每 2 年才能遇到 1 个新发病例。更明显的病灶像疣状物一样，生长速度快，呈外向型生长，具有很强破坏性（图 16.1）。微小病灶或癌前病变可能就像一块红斑或是无痛无害的溃疡。对于此类情况，高度怀疑是必要的。任何变化迅速的或是对初始治疗不应答的

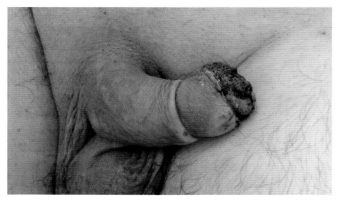

图 16.1　典型的外生型阴茎癌

病灶都应该接受组织活检，并至专科中心咨询早期意见。检查中注意的关键方面包括病灶的大小、外观、颜色、数目、位置、出现的结构及腹股沟出现任何肿块的情况。

（二）危险因素

阴茎癌在 50～70 岁男性中更常见，但是高达 20% 的病例发生在 40 岁以下男性中。与阴茎癌相关的危险因素见框 16.1，存在争议的危险因素见框 16.2。

框 16.1　阴茎癌的危险因素

- 存在包皮。
- 包茎 / 卫生差。
- 性生活史，包括第一次性接触年龄早 / 多个伴侣。
- 感染 HPV 类型 16/18。
- 慢性炎症：硬化萎缩性苔藓（lichen sclerosus et atrophicus，LSA）（以前被称为硬化性包皮炎，balanitis xerotica obliterans，BXO）。
- 吸烟或咀嚼烟草。
- 紫外线照射（用紫外线治疗银屑病的光化疗）。

（三）调查

所有疑似阴茎癌的患者都应该进行组织活检确诊，明确肿瘤类型和分级（分 1～3 级，高分化到低分化）。大约 95% 阴茎癌是鳞状细胞癌（squamous cell carcinomas，SCC），其余部分是黑素瘤、肉瘤或基底细胞癌。

对阴茎行 MRI（用人工勃起进行）不是必要的，当临床上肿瘤不明显时，它有助于识别肿瘤浸润深度。分段 CT 扫描胸部、腹部和骨盆被用来评估肿瘤转移情况，尽管它对淋巴结转移的检测敏感度很低（约 36%）。PET-CT 更加精确，但不能广泛应用并且容易遗漏微小转移灶。区域淋巴结的手术分期通常是十分重要的。

专业的多学科小组（multi-disciplinary team，MDT）会议会讨论所有患者病情，并根据讨论结果制定最佳的个人治疗方案。

框 16.2　危险因素——争议领域

人类乳头瘤病毒 (human papilloma virus，HPV)
- 高达 50% 的阴茎肿瘤中发现 HPV 的 DNA。
- HPV 疫苗接种对阴茎癌预防是有效的，但只提供 5 年的可靠保险，并且需要在第一次性接触前注射疫苗。
- 由于人乳头瘤病毒感染不是导致阴茎癌的唯一原因，疫苗不能保证预防。

LSA 或 BXO
- 包茎是一种常见原因，通常伴随阴茎癌发生。
- 癌前病变的观点存在争议。
- LSA 的新肿瘤发生率非常低（< 6%），而且潜伏期长（平均 17 年）。
- 对所有人随访不切实际。务实地密切关注那些慢性活动性疾病。其中一些人行包皮环切后病变会退化，剩余的人则需要被教导并自我检查。组织活检任何新的或不寻常的病灶。

包皮环切术
- 阴茎癌在出生时切除包皮的男性中非常罕见。
- 包皮环切的新生儿患癌症的相对风险降低 3 倍，但由于癌症罕见，此高风险倍数存在争议。
- 在成人中进行的包皮环切并不能预防阴茎癌，而是帮助治疗 / 检测。
- 成人包皮环切的好处是预防 HPV 和艾滋病毒的感染或预防 / 治疗慢性炎症状况比如与阴茎癌相关的 LSA。

（四）治疗

治疗分为两个阶段：治疗原发病灶和处理区域淋巴结。传统上，原发病灶往往被根治性切除术或根治性放疗术过度治疗。完全的阴茎切除术具有很好的肿瘤学效果（复发率 < 1%），但会导致严重的性心理结果。尽管放疗能够保留阴茎，但其外观和功能不再相同，并且具有很高的局部复发风险（0 ～ 40%），肿瘤复发后更难治疗。

专科中心汇集的专业知识提高了人们对阴茎癌的认识。肿瘤手术切缘从 2 cm 缩减至只有几毫米是足够保证肿瘤清除的认知，为阴茎保留技术铺平了道路，在不影响肿瘤治疗的基础上，将疾病和治疗对生活质量的影响降低至最低。阴茎癌可采取局部化疗、激光治疗和重建手术等不同治疗方式，并根据肿瘤分期、分级及疾病程度调整治疗方案（表 16.1 和表 16.2）。在英国，约

85% 新发病例能够接受阴茎保留手术治疗（图 16.2）。

表 16.1　2009 年阴茎癌 TNM 分期

分期	定义
T_{is}	原位癌
T_a	乳头状非浸润性癌
T_{1a}	侵犯上皮下结缔组织：没有高风险特征
T_{1b}	侵犯上皮下结缔组织：有高风险特征
T_2	肿瘤侵犯阴茎海绵体或尿道海绵体
T_3	肿瘤侵犯尿道
T_4	肿瘤侵犯其他邻近组织结构
pN_0	未发现腹股沟淋巴结转移
pN_1	单个腹股沟淋巴结转移
pN_2	> 1 个腹股沟淋巴结转移
pN_3	固定的腹股沟淋巴结伴随结外扩散或盆腔（髂）淋巴结转移
M_1	远处转移

表 16.2　不同分期的治疗方案

分期	T_{is}	$T_a \sim T_{1a}$	$T_{1b} \sim T_2$	T_3 / T_4
治疗	局部化疗 / 免疫治疗（咪喹莫特，5 - 氟尿嘧啶）； 激光（CO_2 或 Nd:YAG）； 龟头表面修复；	包皮 包皮环切术； 龟头 局部扩大切除术； 龟头表面修复； 龟头切除术；	未涉及阴茎海绵体则行龟头切除 + 重建术； 涉及阴茎海绵体或不适合重建术则行阴茎部分切除术 放疗（如果 < 4 cm）	位于远端的 T_3：阴茎部分切除； 位于中央的 T_2、高分级 T_3、任何 T_4：阴茎根治性切除 + 会阴尿道造口术；晚期 T_4 可行放化疗

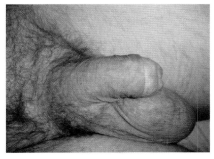

图 16.2　远端阴茎癌龟头切除后，利用分层皮片重建接近正常外观的阴茎，术后 6 个月排尿和性功能正常

（五）淋巴结分期和治疗

淋巴结的处理是根据他们是否能在就诊时被触及，然后需要手术处理来分期（图 16.3）。无法触及的淋巴结存在肿瘤的概率约 20%，而能够触及的淋巴结约 50% 是肿瘤病灶。阴茎癌的任何远处转移前，肿瘤依次转移至腹沟股淋巴结、盆腔淋巴结，因此无法触及的淋巴结最好采用动态前哨淋巴结活检（dynamic sentinel lymph node biopsy，DSLNB）。在阴茎癌原发病灶周围注射放射性示踪剂后，检测前哨腹股沟淋巴结的示踪剂排泄情况，具有 95% 敏感性和低并发症（6%）。

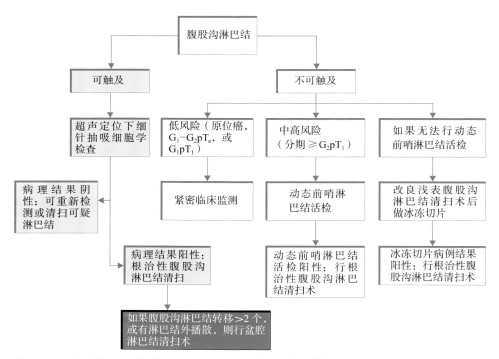

图 16.3　区域淋巴结管理。DSLNB：动态前哨淋巴结活检；ILND：腹股沟淋巴结切除；ENS：淋巴结外播散；PLND：盆腔淋巴结切除；USS FNA：超声定位下细针抽吸细胞学检查；ILN：腹股沟淋巴结

（六）化疗和放疗的作用

化疗在阴茎癌中的作用和最佳方案仍不清楚。它被用作：

1. 新辅助治疗：使无法手术的病例可行手术治疗；

2. 辅助治疗：有淋巴结扩散证据的高危肿瘤患者；

3. 姑息治疗：对全身状态好，肿瘤发生侵袭和远处转移的患者。

化疗只能在临床试验中使用以用来阐明其作用和潜在效果。

辅助放射治疗常用于有广泛转移或淋巴结外扩散患者的局部病灶控制。

（七）随访

保留阴茎手术后的局部复发率可以高达 30%。大多数在术后前两年复发。早期监测可以行进一步的保留阴茎手术，不会导致肿瘤学的不良结果。患者术后前 2 年每 3 个月随访一次，后每 6 个月随访一次，随访至 5 年。阴茎根治性切除术后，其复发的风险很低，前 2 年每 6 个月随访一次，后每年随访一次，随访至 5 年。

二、性别重塑

性别认定障碍（gender identity disorder，GID）（或性别焦虑或易性癖）是指没有基因异常或雌雄间性，后天所形成的一种对自我相反性别的强烈认同，伴随着因尝试扮演感知到的错误性别而带来的严重的社会和精神上的苦恼。这很难与其他情况区分，一旦怀疑，患者必须被转诊到专业的性别鉴定诊所（gender identity clinic，GIC）进行评估（框 16.3）。通常性别认定障碍在 2～4 岁时就已经确定。

框 16.3　性别鉴定诊所—事件顺序

1. 评估和诊断
2. 心理治疗
3. 真实生活体验（real life experience，RLE）
4. 激素治疗
5. 变性手术（sex reassignment surgery，SRS）

患者必须要在选定的性别情景中成功地着装和生活，最好在有工作或是接受教育的场景中找到至少有一个性别认定诊所以外的人接受他们在性别中角色的证据。

（二）激素治疗

性别鉴定诊所会给患者的家庭医生写信，指导他们对男性变性为女性的患者行雌二醇激素治疗，对女性变性为男性的患者行睾酮治疗。在英国这种治疗只有到患者 18 岁后才合法。因此对精神和身体上发生重要变化的患者来说，这是个很有压力的时期（表 16.3 和框 16.4）。男性变女性的患者可能还需要进行语言纠正治疗。

表 16.3　睾酮的影响

即时 3～6 个月的影响	延长至 5 年的影响
月经周期停止	喉结生长
痤疮	阴蒂增大
声音破坏	肌肉重量增加
毛发生长	皮肤粗糙
性欲增强	情感冷漠
食欲增加	红细胞增多症
	男性型脱发

框 16.4　雌激素对 1～2 岁儿童的影响

- 柔软的皮肤和头发
- 睾丸萎缩
- 勃起功能障碍
- 乳房和乳头的生长
- 肌肉重量减少
- 女性脂肪分布
- 降低性欲

（三）变性手术

变性手术通常分为上半身和下半身的手术，其中生殖器的手术通常最后进行（表16.4）。目的是保证供体部位发生病态和瘢痕的概率降低至最低。相比较而言，变性为女性比变性为男性容易太多。切除自身性腺可以降低对外源性激素的需求。超过90%变性患者对变性手术后的外观和功能非常满意。

表 16.4　变性手术

男变女变性手术	女变男变性手术
脱毛	乳房切除术
气管软骨削薄	子宫切除术
面部重建	卵巢切除术
隆胸	阴道切除术
睾丸切除术	尿道成形术
阴茎切除术	Metoidioplasty 术式
阴道成形术	阴茎成形术

（四）男变女变性手术

面部脱毛必不可少。通过减少气管周围的软骨以减小喉结，塑造更柔和的轮廓。下巴重新塑造为不那么方形。额眉提紧术可以清除前额的抬头纹。如果激素诱导的乳房增大不足时，可以行隆胸手术。通常等到阴道成形术时再进行睾丸切除。目前最常用的技术是阴茎阴囊翻转阴道成形术。

（五）女变男变性手术

移除女性乳房组织，减少乳头和乳晕并调整到男性的解剖位置。腹腔镜技术是子宫切除术和双侧卵巢切除术的首选。阴道切除术不是常规选择，但可以要求更多的男性外观。

（六）阴茎成形术

这是变性手术中最困难的手术，通常是一个多阶段的过程。患者有不同的需求，如站立位排尿、填充裤子、完成插入的性生活、阴茎的感觉。这些要求将决定手术的类型。（图16.4）

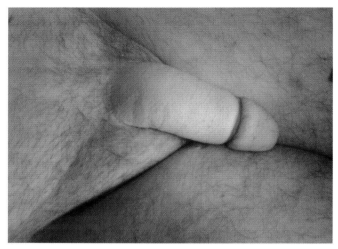

图 16.4　桡动脉游离皮瓣–阴茎成形术，龟头重塑以及尿道重建，但无勃起装置

（七）常见的长期问题

激素治疗不适当的情况下可能会发生骨质疏松症。尿道狭窄在两种变性手术都可以发生，并且很难治疗。吸烟是不鼓励的，对于男变女的患者来说，因为会增加雌激素导致血栓形成的作用；对于女变男的患者，吸烟导致局部缺血，从而会增加新阴茎的损失率和长期尿道狭窄的概率。

延伸阅读

［1］ Pizzocaro G, Algaba F, Horenblas S, et al. EAU Penile cancer guidelines 2009. Eur Urol 2010: 57: 1002–12.

［2］ The Harry Benjamin International Gender Dysphoria Association's Standards of Care for Gender Identity Disorders, Sixth Version, February, 2001. From the World Professional Association for Transgender Health at http://www.wpath.org/.

（李　飞　译）